CÓMO ENTENDER UN ELECTROCARDIOGRAMA

Laura Moreno Ochoa

CÓMO ENTENDER UN ELECTROCARDIOGRAMA

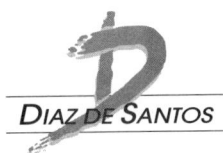

DÍAZ DE SANTOS

Ediciones Díaz de Santos, S. A.
Juan Bravo, 3-A. 28006 Madrid
España

Internet: http://www.diazdesantos.es
E-Mail: ediciones@diazdesantos.es

ISBN: 84-7978-422-9
Depósito legal: M. 39.219-1999

Diseño de cubierta: Ángel Calvete
Fotocomposición: Fer, S. A.
Impresión: Edigrafos, S. A.
Encuadernación: Rústica-Hilo, S. L.

A mi familia

Mis agradecimientos a Juan Carlos, Cruz, Juanjo, Catoto, Menchu, Esteban, Pepe y, especialmente, a Lorenzo, quienes no pueden saber lo que ha significado para mí su apoyo ante este trabajo.

Contenido

Presentación

Cuando empecé a trabajar como enfermera en la Unidad de Cuidados Intensivos del Hospital de la Princesa, me parecía mágico el hecho de que se pudieran diagnosticar patologías mediante un montón de ondas, parecidas pero distintas, que representaban un mismo corazón.

Intenté leer algo al respecto, pero todo me resultaba aburrido, arduo, poco claro, incluso encontraba evidentes contradicciones entre distintos textos.

Por esta razón asistí a un curso de cuidados intensivos cardiológicos de la Comunidad de Madrid, lo que fue un acierto.

Al trasladarme a la Unidad de Reanimación del Hospital Gregorio Marañón, decidí prepararme la electrocardiografía para explicársela a los alumnos de tercero de Enfermería.

Para poder hacerlo de forma *didáctica*, primero tenía que *comprenderla* íntegramente.

De ahí que fuera *razonando* todos los pasos, desde los más sencillos hasta los más complicados, consiguiendo que, por simple *lógica*, se pudiera llegar a interpretar un electrocardiograma.

El resultado final ha sido este libro, válido para profesionales de *Enfermería* y *Medicina*, dado su contenido.

Es una exposición *didáctica, fácil* de entender, *completa* y *práctica*, ya que lo que se ha entendido no se olvida con facilidad.

En un principio hago un recuerdo anatomofisiológico que sirve como base para entender la importancia de la electricidad cardíaca.

A continuación, y siempre de una manera *razonada* y *sencilla*, expongo la electricidad cardíaca y su representación gráfica.

Posteriormente, explico el electrocardiograma y la forma de valorarlo para llegar, por último, a saber identificar las patologías, aplicando la *lógica*.

Prólogo

He tenido la satisfacción de comprobar cómo se puede conseguir, en un pequeño texto, el limar todas las asperezas que pueden hacer difícil la asimilación de los conceptos de la electrocardiografía y convertir su lectura en un agradable entretenimiento, premiado además con la anestésica adquisición de conocimientos, que parecía obligado supusieran dolor y sacrificio.

Es realmente este pequeño manual, una obra auténticamente docente, atractiva y amena. A diferencia de otras, que parecen dirigidas a profesores, está escrita pensando en todos aquellos que se enfrentan por primera vez a la electrocardiografía clínica o a los que ya, habiendo tenido un primer acercamiento, lo habían hecho en terrenos más áridos.

El libro habla por sí mismo y, aunque los conocimientos básicos de la electrocardiografía no han cambiado en muchos años, y confío en que no lo hagan en el futuro, aquí se demuestra que la forma de explicarlos sí puede ser distinta.

Dr. FERNÁNDEZ-QUERO
Jefe de la Unidad de Reanimación
del Hospital Gregorio Marañón

Introducción

Las células humanas necesitan consumir oxígeno (O_2), entre otras sustancias, para sobrevivir.

Para mantener su aporte, el cuerpo dispone de tres grandes sistemas:

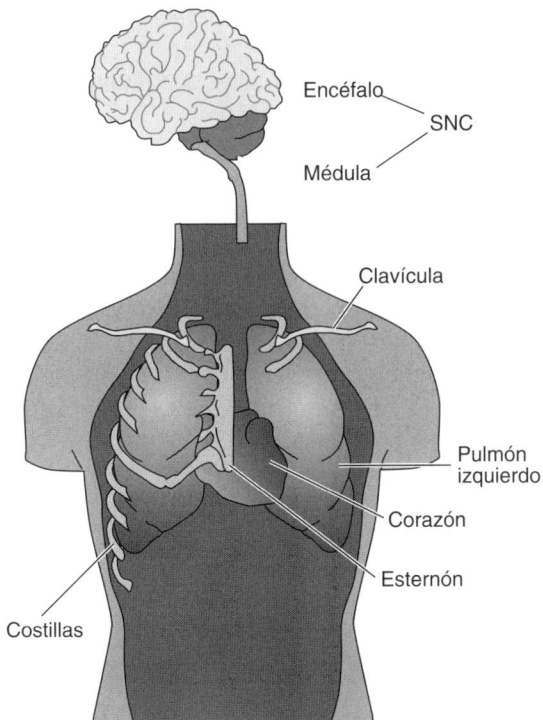

A. *El aparato respiratorio*, que recoge O_2 del medio ambiente.
B. *El aparato cardiovascular*, que extrae el O_2 captado y lo distribuye por el cuerpo.
C. *El sistema nervioso central*, que regula el funcionamiento de los otros dos.

El fallo de cualquiera de ellos provocará el fallo de los otros y, en consecuencia, la muerte del cuerpo.

A. EL APARATO RESPIRATORIO

El *centro respiratorio,* situado en el encéfalo, es el encargado de provocar una inspiración. Su estímulo más fuerte es la *hipoxia* (deficiencia de O_2 en sangre), pero en condiciones normales no se llega a producir, estimulándose por la *hipercapnia* (exceso del anhídrido carbónico en sangre).

Durante el metabolismo celular se genera anhídrido carbónico (CO_2) y se vierte en la sangre. Esta sustancia tiene efectos nocivos, por lo que cuando alcanza una elevada concentración en la sangre, se estimula el centro respiratorio y se envía un impulso eléctrico (a través de la médula) a los músculos respiratorios (que en condiciones normales son los intercostales y el diafragma).

Los músculos se contraen y abren el parénquima pulmonar. Esta apertura genera una *presión intrapulmonar menor a la atmosférica*, por lo que se produce una entrada de aire para equilibrar las presiones.

Este aire puede entrar por la nariz o por la boca, aunque es preferible la vía nasal ya que filtra, humidifica y calienta el aire.

A partir de la entrada, el aire pasa por la faringe y penetra en la laringe a través de la glotis. La glotis es una especie de hoja que cierra la laringe al deglutir, evitando la broncoaspiración de alimentos, por lo que sirve de separación entre el aparato digestivo y el respiratorio.

A continuación, el aire pasa de la laringe a la tráquea y de ésta a los bronquios y a sus ramificaciones, hasta alcanzar los *alveolos*, lugar en el que se efectúa el *intercambio gaseoso* con la sangre de los capilares pulmonares.

El aire alveolar tiene una elevada presión de O_2 y una baja concentración de CO_2, al contrario que la sangre capilar, por lo que se produce un intercambio de los mismos para equilibrar sus presiones.

CAVIDAD NASAL: calienta, humidifica y filtra el aire.

PALADAR

LENGUA

FARINGE: calienta, humidifica y filtra el aire.

GLOTIS: puerta de entrada a la laringe. Evita aspiraciones y estimula la tos.

LARINGE: en ella se encuentran las cuerdas vocales, cuya contracción mueve la glotis.

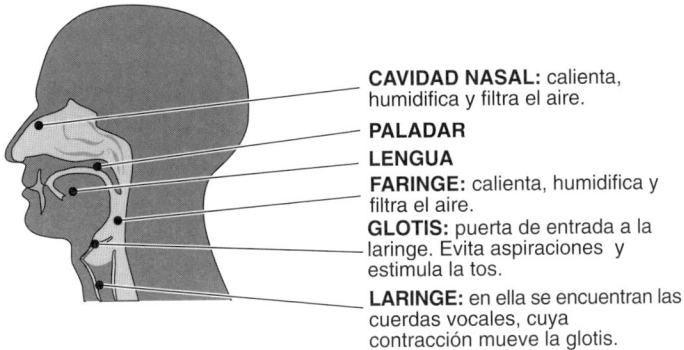

SENOS PARANASALES

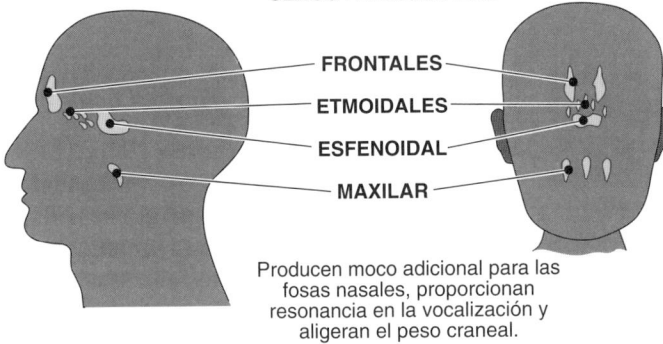

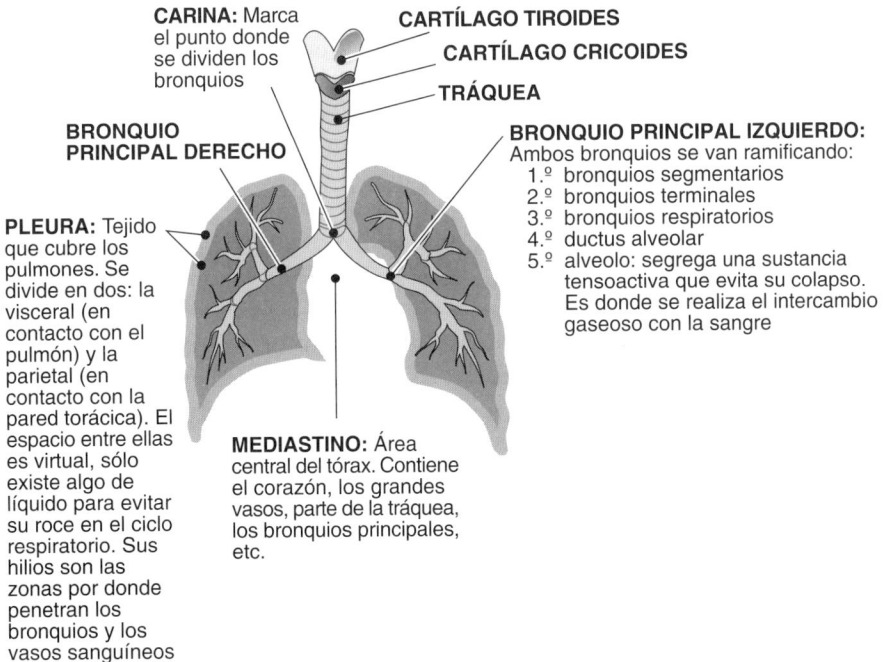

FRONTALES

ETMOIDALES

ESFENOIDAL

MAXILAR

Producen moco adicional para las fosas nasales, proporcionan resonancia en la vocalización y aligeran el peso craneal.

CARINA: Marca el punto donde se dividen los bronquios

CARTÍLAGO TIROIDES

CARTÍLAGO CRICOIDES

TRÁQUEA

BRONQUIO PRINCIPAL DERECHO

BRONQUIO PRINCIPAL IZQUIERDO: Ambos bronquios se van ramificando:
1.º bronquios segmentarios
2.º bronquios terminales
3.º bronquios respiratorios
4.º ductus alveolar
5.º alveolo: segrega una sustancia tensoactiva que evita su colapso. Es donde se realiza el intercambio gaseoso con la sangre

PLEURA: Tejido que cubre los pulmones. Se divide en dos: la visceral (en contacto con el pulmón) y la parietal (en contacto con la pared torácica). El espacio entre ellas es virtual, sólo existe algo de líquido para evitar su roce en el ciclo respiratorio. Sus hilios son las zonas por donde penetran los bronquios y los vasos sanguíneos

MEDIASTINO: Área central del tórax. Contiene el corazón, los grandes vasos, parte de la tráquea, los bronquios principales, etc.

B. EL APARATO CARDIOVASCULAR

Su función es mantener un movimiento regular de la sangre para satisfacer las necesidades de los tejidos: llevarles nutrientes, recoger desechos, conducir proteínas y, en general, mantener un ambiente apropiado en todos los líquidos para lograr el funcionamiento y la supervivencia óptima de las células.
Está compuesto por:

a. El corazón.
b. Los vasos sanguíneos.

a. El *corazón* es un músculo hueco situado entre los pulmones (espacio mediastínico). Es el órgano encargado de recoger la sangre usada por el cuerpo (desoxigenada y cargada de CO_2), enviarla a los pulmones para que se oxigene y elimine el CO_2, recogerla nuevamente e impulsarla de regreso a las células, incluidas las propias del corazón, pulmones y encéfalo, para que puedan realizar su metabolismo.
La circulación se divide, por tanto, en dos tipos:

1. *Circulación pulmonar*, encargada de enviar la sangre usada por las células a los alveolos pulmonares para captar O_2 y eliminar CO_2.
2. *Circulación mayor*, encargada de distribuir el O_2 captado a las células y tomar el CO_2 generado por ellas.

Para mantener estas circulaciones, el corazón está dividido en dos bombas separadas llamadas *corazón derecho* y *corazón izquierdo*. El derecho contiene la sangre no oxigenada y la impulsa a los pulmones, mientras que el izquierdo recoge esa sangre ya oxigenada y la envía a la circulación mayor.
Cada corazón está compuesto por dos zonas, una encargada de recoger la sangre *(aurícula)* y otra encargada de enviarla a la circulación *(ventrículo)*.
Los vasos sanguíneos vierten la sangre en las aurículas. El 70 % de la sangre va pasando directamente a los ventrículos a través de unas compuertas de comunicación *(válvulas auriculoventriculares)* y el 30 % restante pasa con la contracción auricular *(sístole auricular)*. Esto explica que muchas personas con problemas auriculares puedan mantener el flujo de sangre en sus órganos.
Inmediatamente después, las aurículas se relajan *(diástole auricular)* para volver a recibir sangre y los ventrículos se contraen *(sístole ventricular)*. Con esta contracción se abren las válvulas que separan los ventrículos de los vasos sanguíneos *(válvulas ventriculares)* y se cierran las válvulas auriculoventriculares, por lo que la sangre se vierte en los vasos y evita un reflujo de sangre a las aurículas.
Posteriormente, se relajan *(diástole ventricular)*, se cierran las válvulas ventriculares y se abren las auriculoventriculares, reiniciándose el proceso descrito.

– Las dos aurículas se contraen al unísono y, con posterioridad, se contraen unánimemente los ventrículos.
– Las puertas de entrada a las aurículas no tienen válvulas.
– Válvula auriculoventricular derecha: *Tricúspide*.
– Válvula auriculoventricular izquierda: *Mitral*.
– Válvula ventricular derecha: *Pulmonar*.
– Válvula ventricular izquierda: *Aórtica*.

Derecha   Izquierda

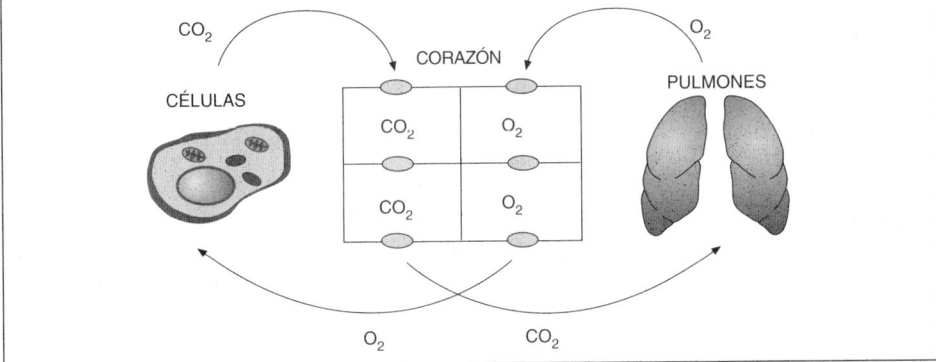

b. Los *vasos sanguíneos* son los canales o conductos por los que circula la sangre fuera del corazón.

Se dividen básicamente en dos tipos: las *venas* y las *arterias*. Las venas son los vasos que conducen la sangre hasta el corazón y, las arterias, los vasos a través de los que pasa la sangre del corazón al organismo.

– *Circulación pulmonar:* de la válvula pulmonar a la aurícula izquierda.
– *Circulación mayor:* de la válvula aórtica a la aurícula derecha.
– *Las arterias pulmonares son las únicas que transportan sangre desoxigenada.*
– *Las venas pulmonares son las únicas que transportan sangre oxigenada.*

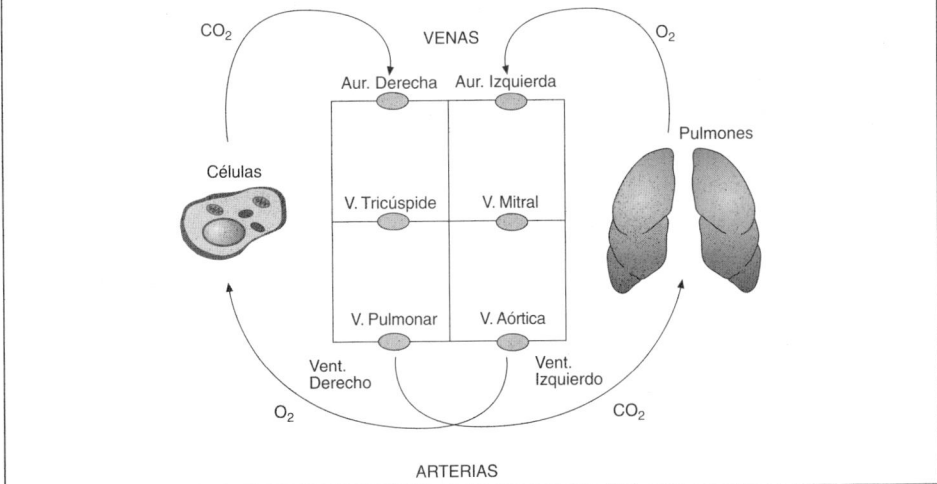

Las arterias se van ramificando y disminuyendo de calibre para alcanzar todas las zonas del cuerpo, hasta convertirse en arteriolas y formar los *capilares,* zona en la que se realiza el *intercambio de sustancias* con la célula, incluidos el O_2 y el CO_2. Cuando ya se ha producido el intercambio, estos capilares se van desramificando hasta formar las vénulas, y éstas, a su vez, las venas, para enviar la sangre al corazón e iniciar nuevamente el proceso descrito.

En la circulación mayor:

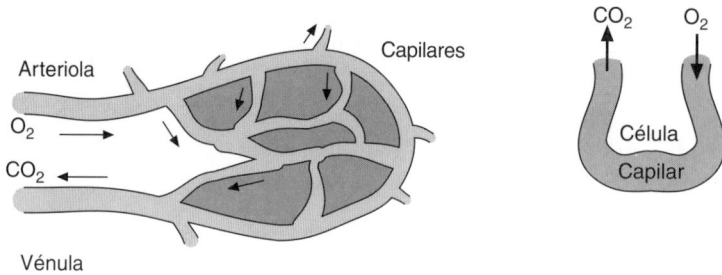

En la circulación pulmonar:

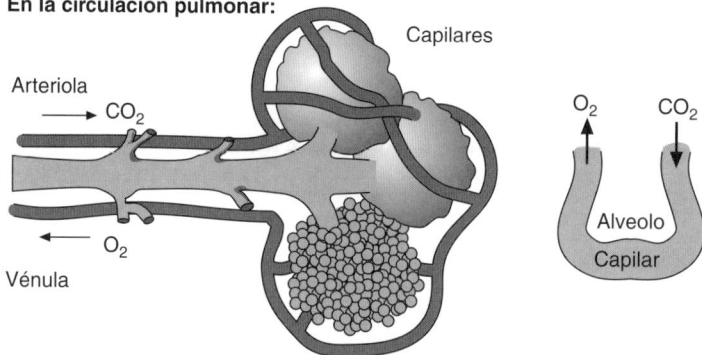

RESUMEN DE LA CIRCULACIÓN

Vena cava superior

CO_2 O_2

Venas pulmonares izquierdas

Vena cava inferior

Venas pulmonares derechas

A.D.

A.I.

VT

VM

Pulmones

Células del cuerpo superior

Células del cuerpo inferior

V.D.

V.I.

VP

VA

CO_2

O_2

Arteria aorta

Arteria pulmonar

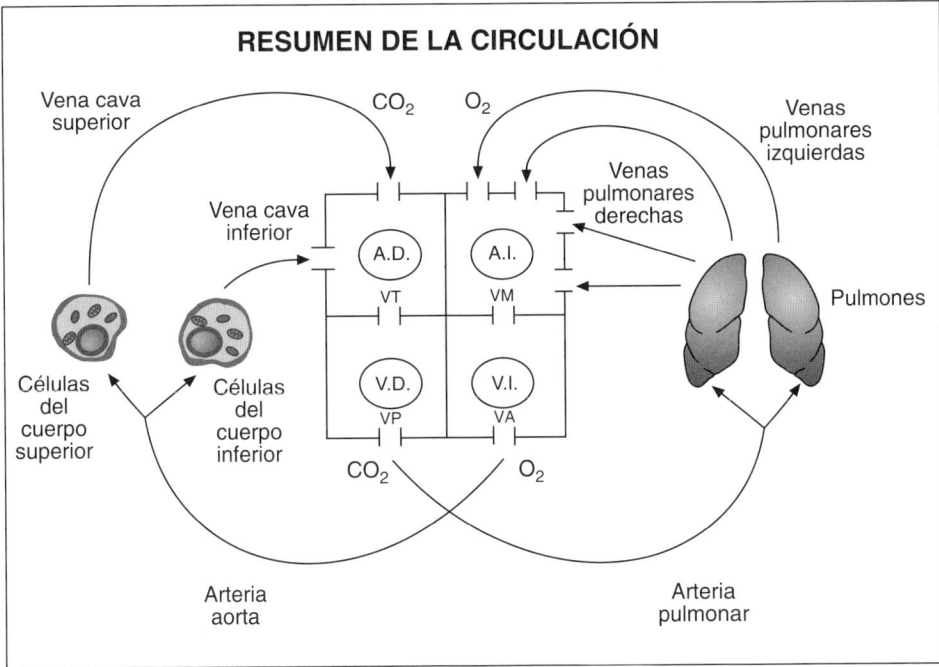

VISTA ANTERIOR DEL CORAZÓN

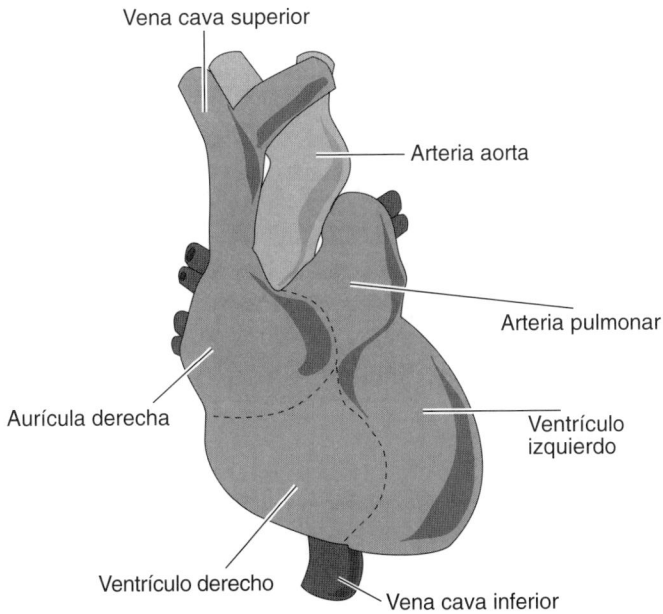

Vena cava superior

Arteria aorta

Arteria pulmonar

Aurícula derecha

Ventrículo izquierdo

Ventrículo derecho

Vena cava inferior

VISTA POSTERIOR DEL CORAZÓN

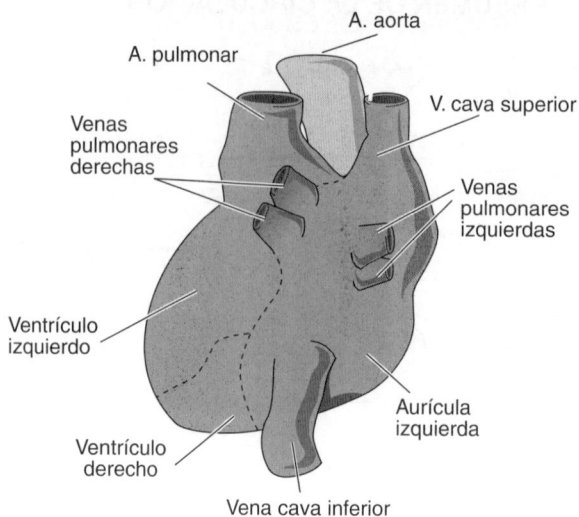

A. aorta

A. pulmonar

V. cava superior

Venas pulmonares derechas

Venas pulmonares izquierdas

Ventrículo izquierdo

Aurícula izquierda

Ventrículo derecho

Vena cava inferior

CORTE LONGITUDINAL DEL CORAZÓN
VISTA ANTERIOR

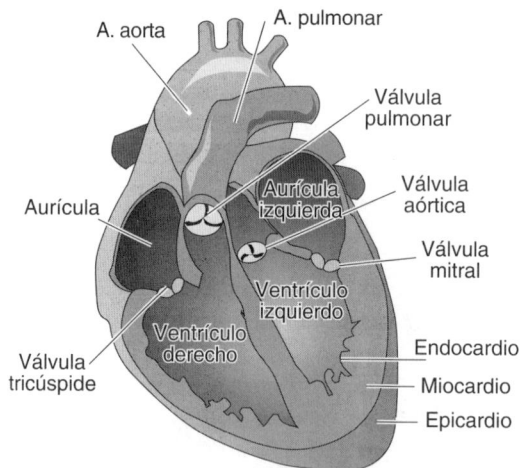

A. aorta

A. pulmonar

Válvula pulmonar

Aurícula

Aurícula izquierda

Válvula aórtica

Válvula mitral

Ventrículo izquierdo

Válvula tricúspide

Ventrículo derecho

Endocardio

Miocardio

Epicardio

RAMIFICACIONES ARTERIALES

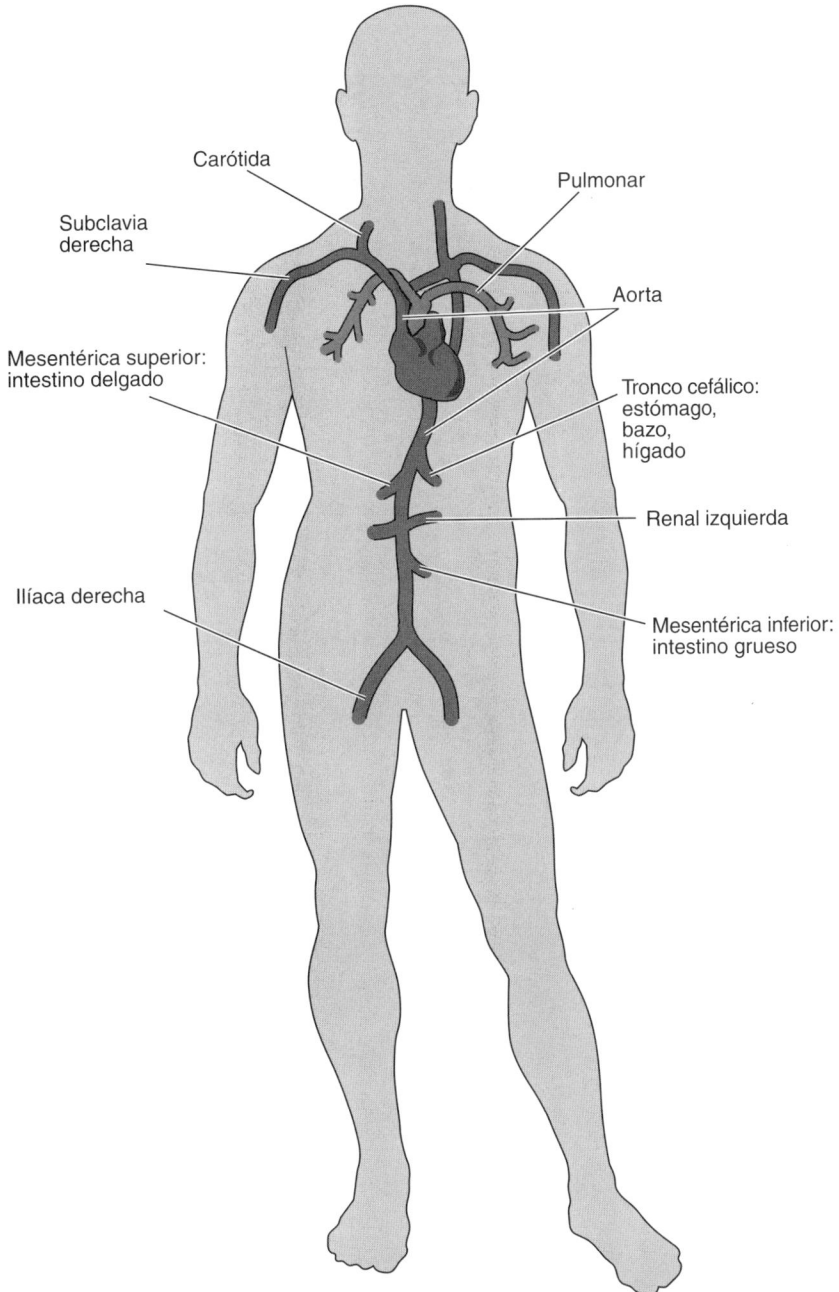

Carótida

Pulmonar

Subclavia
derecha

Aorta

Mesentérica superior:
intestino delgado

Tronco cefálico:
estómago,
bazo,
hígado

Renal izquierda

Ilíaca derecha

Mesentérica inferior:
intestino grueso

DESRAMIFICACIONES VENOSAS

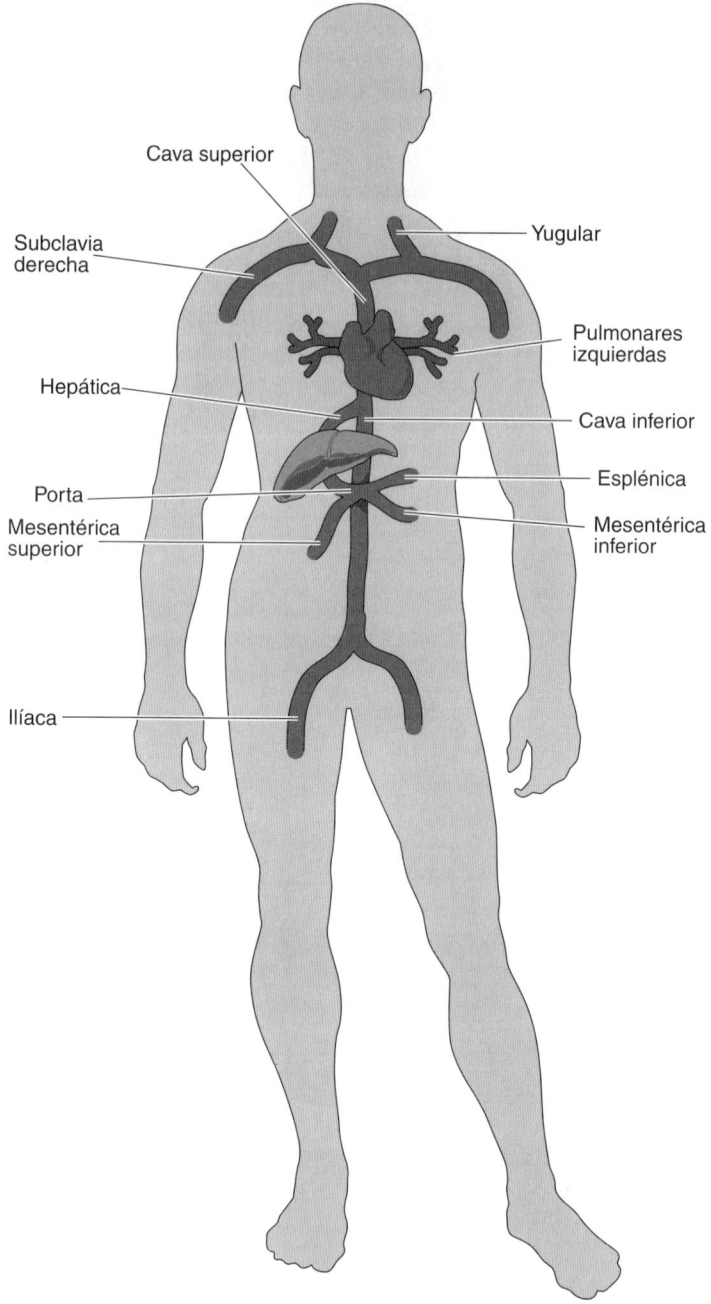

C. EL SISTEMA NERVIOSO CENTRAL

El sistema nervioso se encarga de controlar actividades rápidas, como la contracción de los músculos y la secreción de algunas glángulas endocrinas.

Es un sistema complejo capaz de recibir miles de datos procedentes de los órganos sensoriales, integrarlos y lograr una correcta respuesta del cuerpo.

Una de sus funciones es la de procurar la inspiración, que ya fue comentada con anterioridad y, otra, es la de controlar la contracción cardíaca, aunque *el corazón cuente con sus propios sistemas de regulación y pueda seguir operando sin la influencia del sistema nervioso central.*

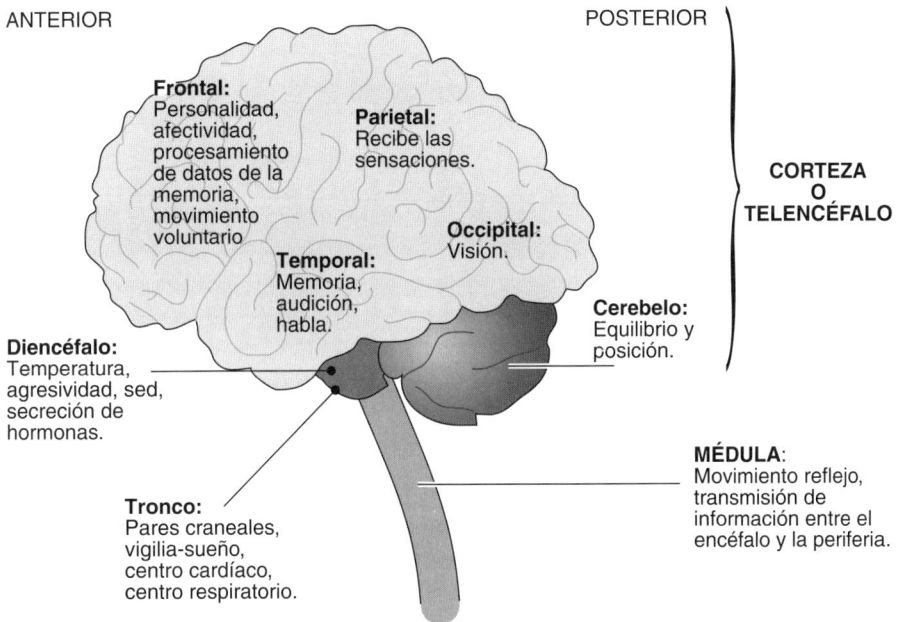

ANTERIOR

POSTERIOR

Frontal:
Personalidad, afectividad, procesamiento de datos de la memoria, movimiento voluntario

Parietal:
Recibe las sensaciones.

CORTEZA O TELENCÉFALO

Occipital:
Visión.

Temporal:
Memoria, audición, habla.

Cerebelo:
Equilibrio y posición.

Diencéfalo:
Temperatura, agresividad, sed, secreción de hormonas.

MÉDULA:
Movimiento reflejo, transmisión de información entre el encéfalo y la periferia.

Tronco:
Pares craneales, vigilia-sueño, centro cardíaco, centro respiratorio.

2

El músculo cardíaco

Desde el punto de vista dinámico, el corazón es el órgano más importante del aparato circulatorio, ya que actúa como bomba que atrae a sus cavidades la sangre que circula por las venas, para lanzarla luego a la circulación a través de arterias.

Para poder recibir e impulsar sangre, el corazón debe estar formado por *cavidades de músculo.*

Este músculo que delimita las cavidades se denomina *miocardio.*

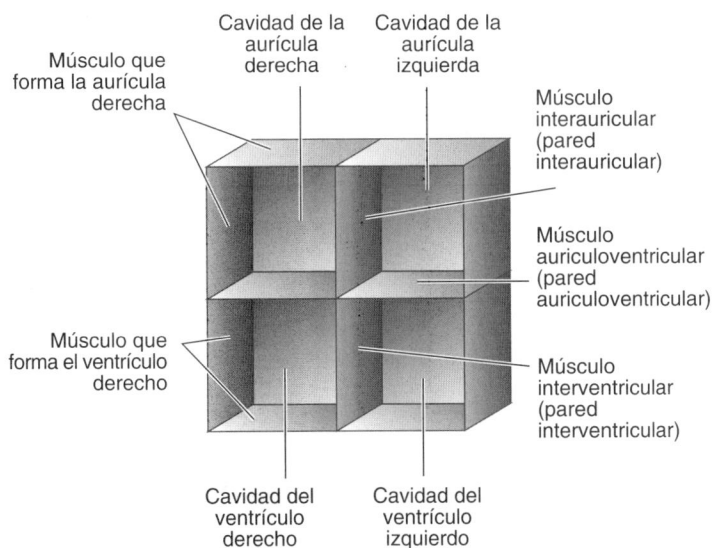

Músculo que forma la aurícula derecha

Cavidad de la aurícula derecha

Cavidad de la aurícula izquierda

Músculo interauricular (pared interauricular)

Músculo auriculoventricular (pared auriculoventricular)

Músculo que forma el ventrículo derecho

Músculo interventricular (pared interventricular)

Cavidad del ventrículo derecho

Cavidad del ventrículo izquierdo

MIOCARDIO

Capa muscular que delimita las cuatro cavidades cardíacas. Su espesor no es uniforme, ya que va en relación directa con la fuerza que deba generarse en la cavidad para expulsar la sangre de su interior: las aurículas son de 2 mm, el ventrículo derecho de 0,5 cm y el ventrículo izquierdo de 1-1,5 cm.

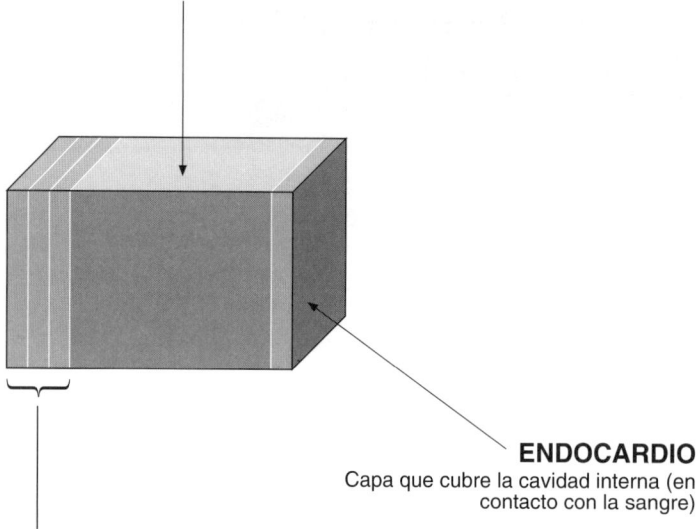

ENDOCARDIO
Capa que cubre la cavidad interna (en contacto con la sangre)

PERICARDIO

Capa de doble hoja que rodea el corazón. La hoja en contacto con el músculo cardíaco es el *pericardio visceral* y la exterior, el *pericardio parietal*. Entre ambas existe un mínimo espacio ocupado por uno o dos centímetros cúbicos de líquido pericárdico, que facilita el deslizamiento de una hoja sobre otra en el movimiento muscular.

CORTE TRANSVERSAL DE LOS VENTRÍCULOS

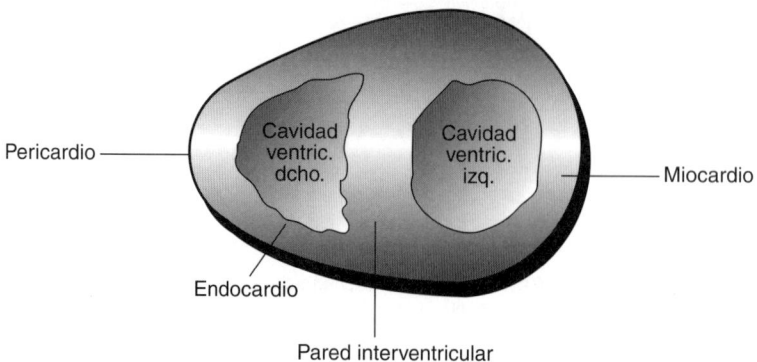

Pericardio —

Cavidad ventric. dcho.

Cavidad ventric. izq.

— Miocardio

Endocardio

Pared interventricular

A. ESTRUCTURA DEL MÚSCULO MIOCÁRDICO

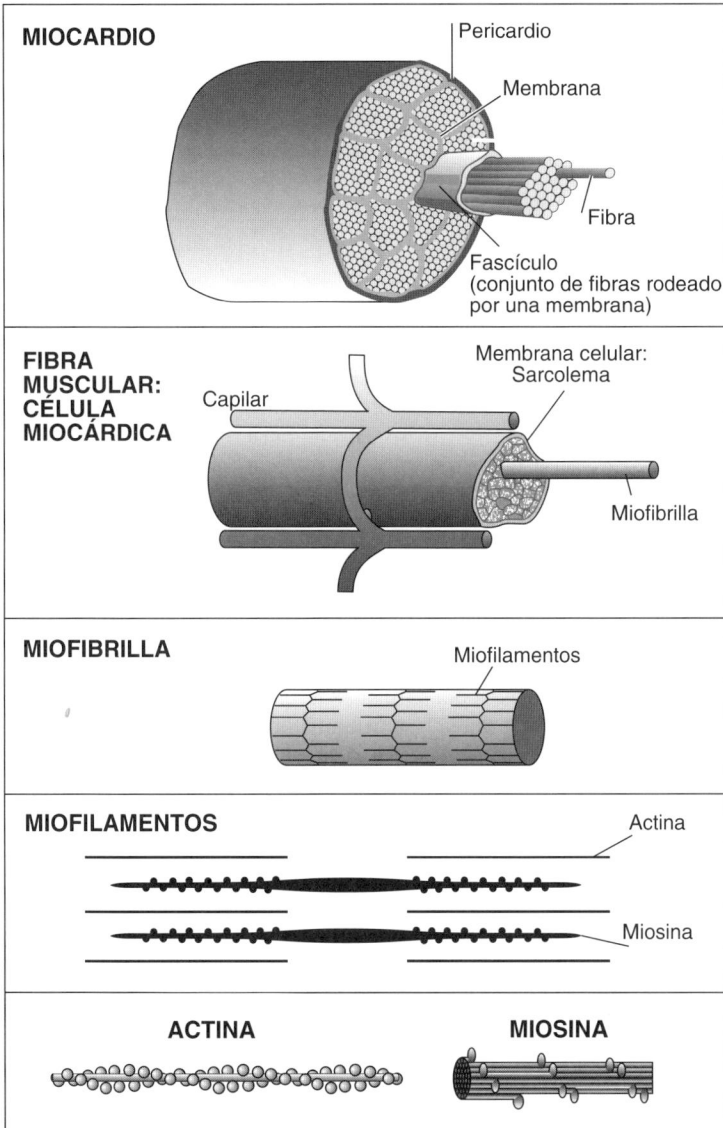

MIOCARDIO

Pericardio

Membrana

Fibra

Fascículo
(conjunto de fibras rodeado
por una membrana)

FIBRA MUSCULAR: CÉLULA MIOCÁRDICA

Membrana celular:
Sarcolema

Capilar

Miofibrilla

MIOFIBRILLA

Miofilamentos

MIOFILAMENTOS

Actina

Miosina

ACTINA   **MIOSINA**

Para que las cavidades cardíacas se llenen de sangre el músculo debe relajarse y para que la expulsen debe contraerse.

B. LA CONTRACCIÓN Y LA RELAJACIÓN DEL MIOCARDIO

Tiene el mismo mecanismo de contracción y relajación que el *músculo esquelético*.

La célula muscular está separada del medio que la rodea por una membrana. Esta membrana se ocupa de que reciba en su interior todas las sustancias que precise para su supervivencia y buen funcionamiento. El paso de estas sustancias se puede realizar mediante:

1. *Difusión simple*. Desplazamiento libre de la sustancia a través de la membrana.
2. *Difusión facilitada*. La sustancia se une a una proteína para atravesar la membrana, con o sin consumo de O_2.
3. *Transporte activo*. La sustancia se une a una proteína para que la transporte al interior de la célula, pero para ello se necesita *consumir energía*. Se produce cuando la absorción de esa sustancia no consigue igualar los gradientes entre el líquido extracelular y el intracelular (las *presiones*, las *cargas eléctricas* o las *concentraciones* de dicha sustancia).

El transporte activo provoca una diferencia entre los componentes del interior y el exterior de la célula, lo que se puede observar, por ejemplo, al estudiar las concentraciones de sodio (Na^+) y potasio (K^+) en ambos líquidos: *en el líquido intracelular existe mucho K^+ y poco Na^+, al contrario que en el líquido extracelular.*

La entrada de dos iones de K^+ en la célula provoca la salida de tres iones de Na^+, por tanto, aparte de desigualar las concentraciones de ambas sustancias entre el interior y el exterior de la célula, también quedan *desigualadas las cargas eléctricas*: ambos iones son positivos y entran dos al tiempo que salen tres, lo que hace que la célula sea negativa con respecto al exterior.

> La carga eléctrica de la célula es negativa: **el potencial de membrana es negativo**.

MEDICIÓN DEL POTENCIAL DE MEMBRANA

El paso de iones cargados eléctricamente produce una *corriente eléctrica* representada por un *vector cuyo sentido va dirigido hacia el lugar donde se encuentran los iones positivos*.

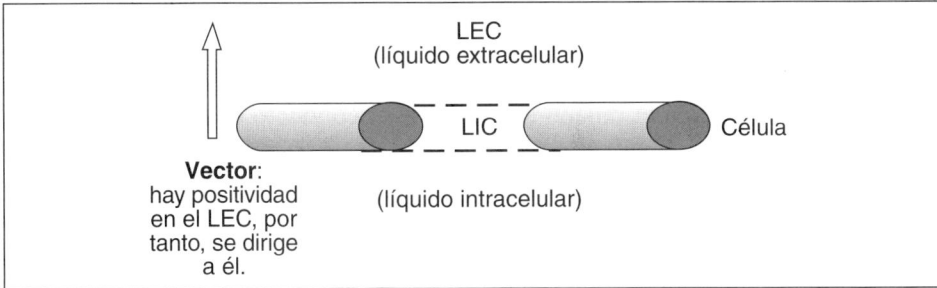

Vector:
hay positividad
en el LEC, por
tanto, se dirige
a él.

LEC
(líquido extracelular)

LIC

Célula

(líquido intracelular)

Esta corriente es medible mediante un *voltímetro*: se colocan dos piezas sensibles *(electrodos)* marcando un *conducto* eléctrico. Uno indicará el inicio de la corriente (A) y otro, el final (B). La diferencia del potencial entre el primero y el segundo será la carga eléctrica del segundo (B). La medida eléctrica utilizada es el *milivoltio* (mV).

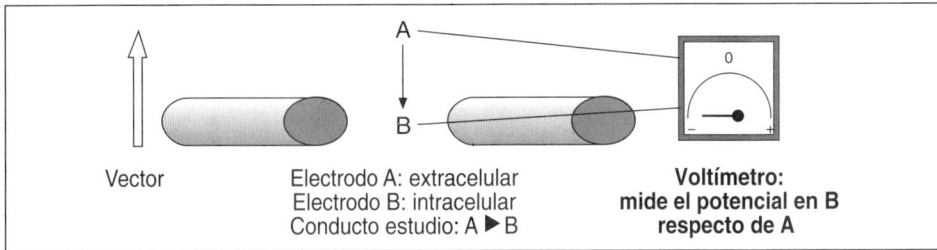

Vector

Electrodo A: extracelular
Electrodo B: intracelular
Conducto estudio: A ▶ B

Voltímetro:
mide el potencial en B
respecto de A

Potencial de membrana = –90 milivoltios (mV)
(El potencial de la célula es 90 mV más negativo que el potencial del líquido extracelular)

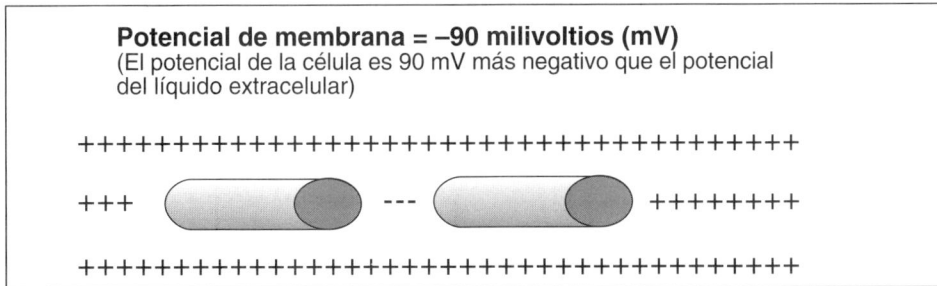

++

+++   ---   +++++++++

++

Gráficamente se vería de la siguiente manera:

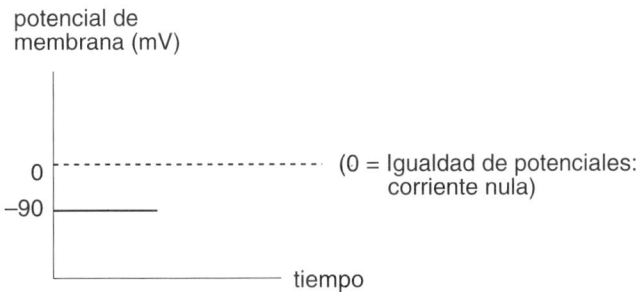

potencial de
membrana (mV)

0 - - - - - - - - - - - - - - - (0 = Igualdad de potenciales:
                                       corriente nula)
–90

tiempo

Visto cómo se mide el potencial de membrana de una célula, se puede decir que *cuando un vector tiene el sentido opuesto al conducto eléctrico en estudio, la representación gráfica de la corriente es negativa.* Por esta misma razón, cuando un vector tenga el mismo sentido que el conducto en estudio, la representación gráfica será positiva.

En resumen, cuando la membrana celular actúa con normalidad, la célula estriada tiene un potencial de –90 mV y se dice que la célula está *polarizada.*

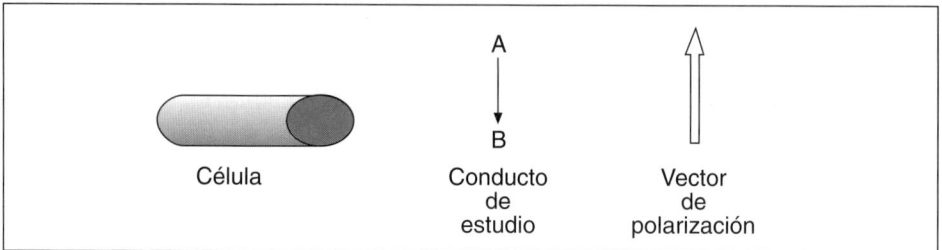

Sin embargo, un estímulo eléctrico, mecánico o químico, puede desestabilizar la membrana *temporalmente*, lo que provoca, entre otras cosas, la entrada del Na^+ que se intentaba mantener fuera.

El Na^+ positiviza la célula, cambiando el potencial de membrana y haciéndolo *más positivo* incluso que el exterior.

Posteriormente, la membrana vuelve a estabilizarse y elimina el Na^+ absorbido, así queda nuevamente negativa.

Estos cambios bruscos del potencial se denominan *potenciales de acción.*

ESTUDIO DE LA CORRIENTE DURANTE EL POTENCIAL DE ACCIÓN

1. Célula *polarizada,* en reposo.

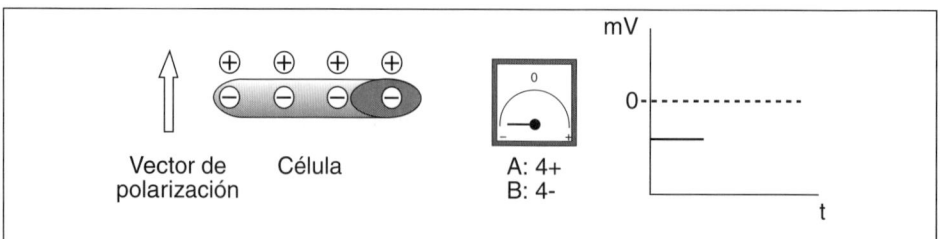

2. Estímulo en una zona de la célula: empiezan a entrar iones Na⁺ que posi-
tivizan la célula: *despolarización.*

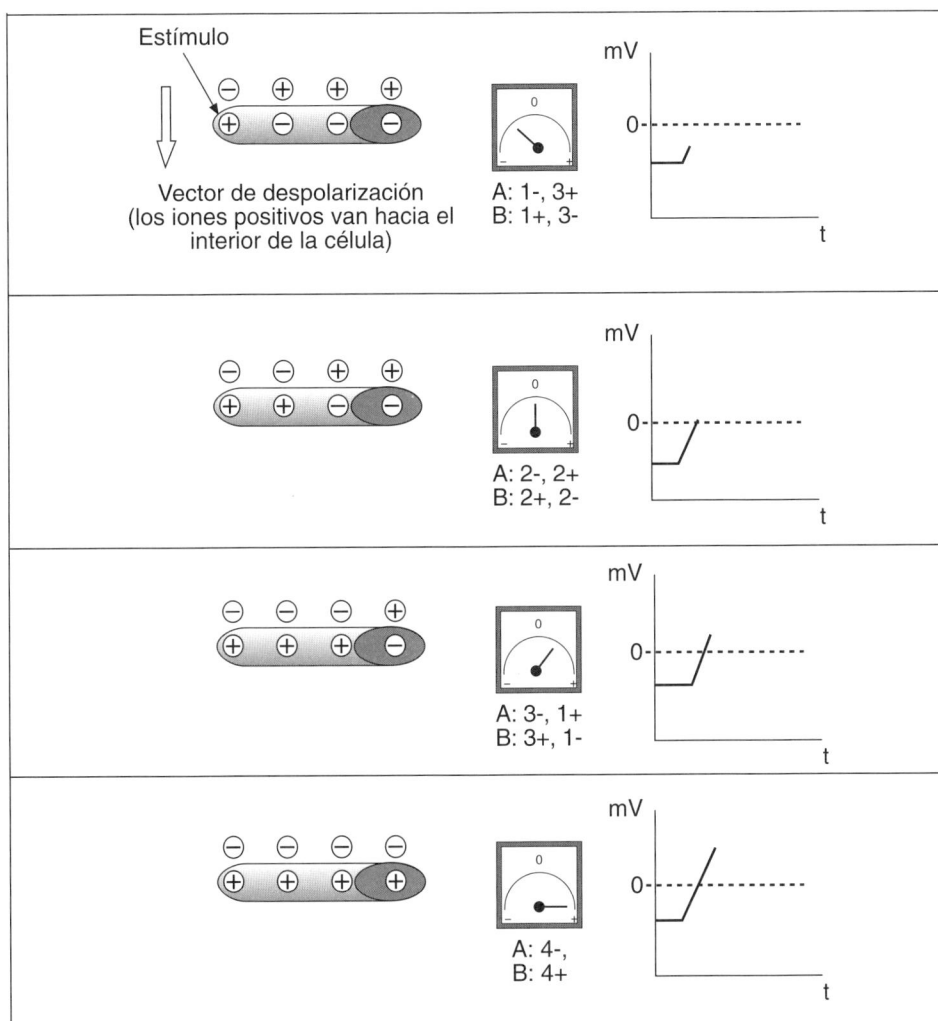

3. Rápidamente, la membrana vuelve a impermeabilizarse al Na⁺ y elimina
el que ha entrado para volver a quedar en reposo, polarizada. A este cambio se
le denomina *repolarización* y comienza en el mismo punto donde se ha iniciado
la despolarización.

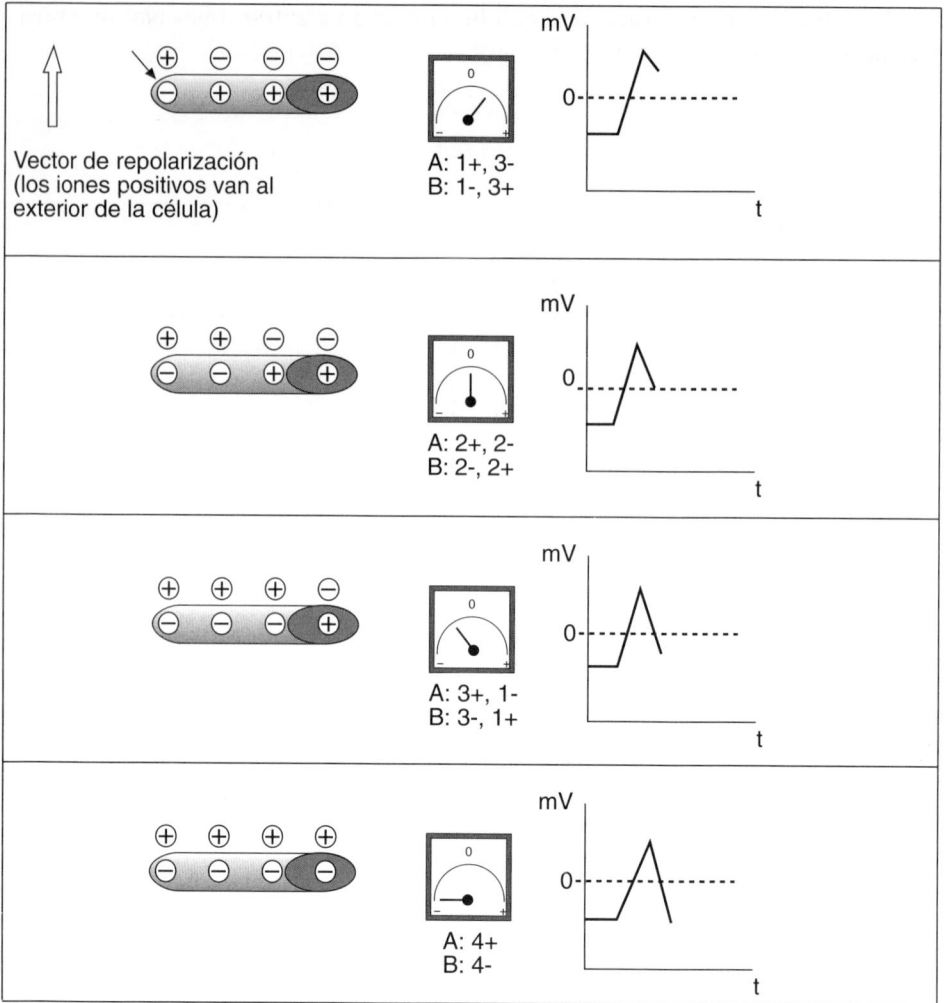

Vector de repolarización
(los iones positivos van al
exterior de la célula)

A: 1+, 3-
B: 1-, 3+

A: 2+, 2-
B: 2-, 2+

A: 3+, 1-
B: 3-, 1+

A: 4+
B: 4-

En resumen, el potencial de acción se vería gráficamente de la siguiente manera:

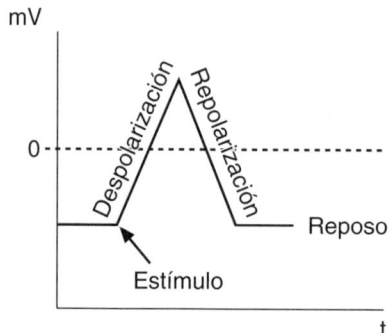

El potencial de acción genera una onda ascendente (por el vector de despolarización) y descendente (por el vector de repolarización).

CONTRACCIÓN MECÁNICA DE LA FIBRA

Dentro de la célula existen unos depósitos de calcio (Ca^{++}) denominados *retículos sarcoplasmáticos*. Al despolarizarse la célula, los depósitos se abren y liberan el Ca^{++} en el líquido intracelular (sarcoplasma). Este Ca^{++} provoca la unión de la actina con la miosina, con lo que se produce un efecto «cremallera» entre ellas, que acorta la longitud de la fibra muscular y, en consecuencia, la contracción de la célula, con gasto energético.

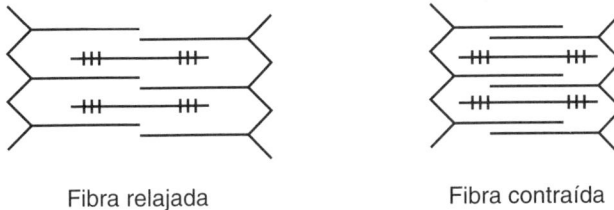

Fibra relajada   Fibra contraída

Mediante la repolarización, entra en funcionamiento un sistema que devuelve el Ca^{++} a los retículos, produciendo la relajación de la fibra.

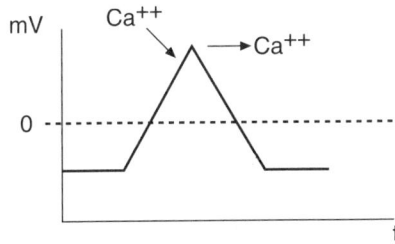

La despolarización de todas las fibras del músculo al unísono produce la contracción muscular, mientras que la repolarización unánime provoca la relajación.

CARACTERÍSTICAS FUNDAMENTALES
DE LA CONTRACCIÓN DEL MÚSCULO CARDÍACO

1) *En el corazón es fundamental que todas las células se despolaricen y repolaricen al unísono para poder llenar por completo sus cavidades de sangre (en la relajación) y de expulsarla (en la contracción).*

Para ello, las membranas de sus células están interconectadas formando una red *(sincitio)*, al igual que en el músculo liso.

En realidad, el corazón está formado por dos sincitios separados, uno es el músculo auricular y otro, el ventricular. Esto permite que las aurículas se contraigan antes que los ventrículos, pudiendo cargarlos totalmente de sangre, antes de que ellos se contraigan para enviarla a la circulación.

De la misma manera, también las aurículas inician su relajación antes (durante la contracción ventricular), para poder recibir sangre de las venas.

Por tanto, cuando la masa del músculo auricular se estimula en cualquier punto, *el potencial de acción se extiende* por todas sus células como si fuesen una sola, haciendo que se contraiga toda la masa auricular *al unísono*. (Lo mismo sucede en el ventrículo, posteriormente.)

Con lo hasta ahora descrito, se podría pensar que, al propagarse un potencial de acción de una fibra a otra, como si fueran una sola, en un mismo sincitio, el potencial de acción de la última célula podría transmitirse nuevamente a las que se lo han provocado, que produciría un círculo cerrado de transmisión que ocasionaría una despolarización continuada de las membranas y, en consecuencia, una contracción permanente del músculo. Sin embargo, esto no sucede así, ya que la célula que acaba de sufrir un potencial de acción no puede volver a despolarizarse durante unos momentos *(período refractario)*.

Este período refractario consta de dos tiempos:

1.º *Absoluto.* La célula no puede volver a despolarizarse cualquiera que fuera el estímulo.

2.º *Relativo.* La célula se puede volver a despolarizar si el estímulo es lo suficientemente fuerte.

La *transmisión circular* del potencial de acción es un problema que puede aparecer en: corazones grandes (cuando llega el estímulo a la última célula, la primera ha pasado el período refractario y es estimulada por la última), si existe conducción lenta del potencial de acción, cuando disminuye el período refractario de las células o si aparece una vía extraña de conducción en el músculo.

2) *Es fundamental que el corazón se contraiga y relaje con una frecuencia determinada, para poder captar y enviar sangre, y así mantener el buen funcionamiento de las células corporales.*

Esto significa que el corazón debe sufrir despolarizaciones rítmicas.

Para conseguirlo, la mayor parte de las células miocárdicas *tienen capacidad de generar un potencial de acción rítmicamente*, sin ser estimuladas por el exterior.

La causa es que estas células son muy permeables al Na^+ durante su reposo (filtran grandes cantidades a su interior), lo que produce un aumento progresivo de su potencial de membrama (*menor negatividad*).

Tan pronto como el potencial de membrana llega a un punto crítico (umbral), se produce súbitamente un potencial de acción: la célula se despolariza cuando alcanza un potencial muy positivo por la entrada masiva de Na^+ y, tras producirse la contracción del sincitio, se repolariza, se hace impermeable al Na^+ y elimina el absorbido.

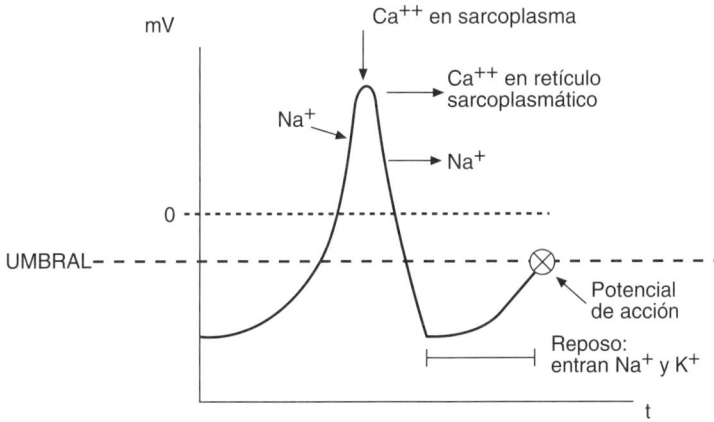

A diferencia del músculo estriado, esta impermeabilización se hace muy intensa y se acompaña con una fuga de K^+, con lo que salen muchos iones positivos que negativizan la célula más de lo normal (*hiperpolarización*).

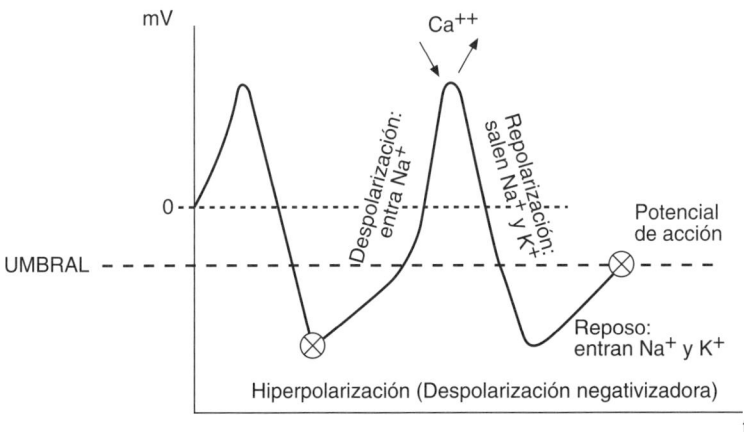

Progresivamente, se vuelve a normalizar la célula: *capta K^+ y filtra Na^+*, hasta que la entrada de Na^+ lleva el potencial de membrana al umbral y se genera otro potencial de acción.

3) *Es fundamental que la contracción sea lo suficientemente duradera para que se elimine bien la sangre de las cavidades cardíacas.*

Para ello, el potencial de acción dura más tiempo.

La célula no se repolariza en cuanto se ha despolarizado por completo, sino que se mantiene despolarizada de manera que forma, gráficamente, una *meseta*.

Básicamente son dos hechos los causantes del retraso en la repolarización: *la entrada de K^+ en la despolarización y la entrada de Ca^{++} al final de la despolarización* (ambos, iones positivos).

Esta entrada de Ca^{++} también colabora en la unión de la actina y la miosina, ya que las reservas de este ión en la célula miocárdica son inferiores a las del músculo esquelético.

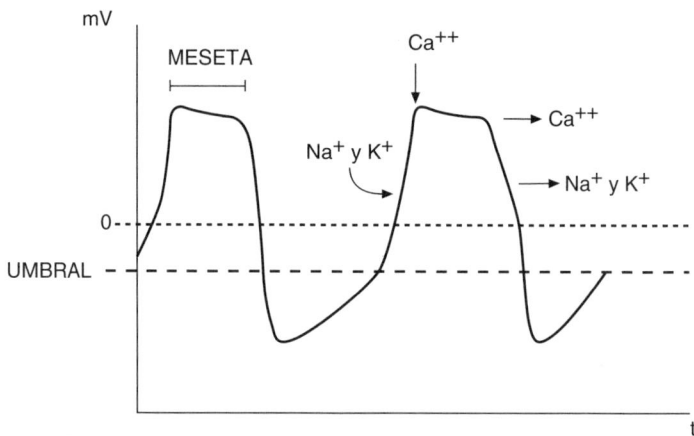

C. RESUMEN DE LAS PROPIEDADES CARDÍACAS

1. *Cronotropismo o automatismo.* Capacidad de crear impulsos eléctricos.
2. *Conductibilidad.*
3. *Excitabilidad.* Capacidad de responder a un estímulo eléctrico, mecánico o químico.
4. *Contractibilidad.*
5. *Refractariedad.*

El potencial de acción en el miocardio

La corriente eléctrica se produce cuando en dos sitios distintos existe una diferencia de potencial.

Ya hemos visto cómo se genera entre el líquido extra e intracelular y cómo se puede plasmar gráficamente el potencial de acción en cualquiera de sus fases.

Dentro de la propia célula también existe una corriente o vector, ante un potencial de acción, que es medible si colocamos nuestros electrodos dentro de ella.

A. REPRESENTACIÓN GRÁFICA DEL POTENCIAL DE ACCIÓN EN LA CÉLULA MIOCÁRDICA

1. Célula polarizada: no existe corriente.

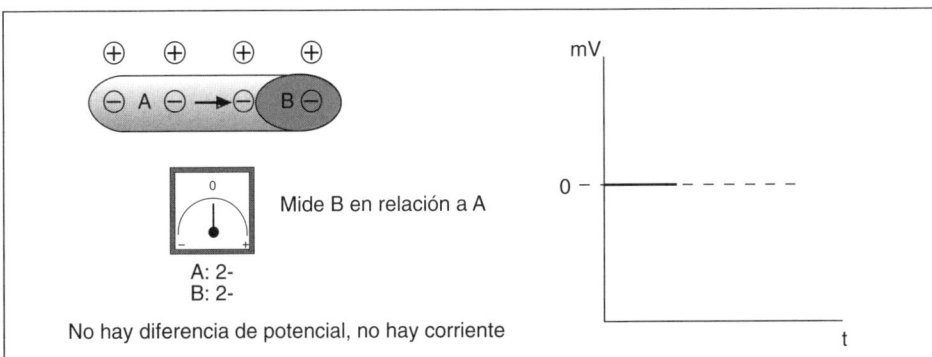

2. Se provoca un estímulo en una zona de la membrana. Se inicia la despolarización y se crea una diferencia de cargas entre la zona ya despolarizada y la que todavía está polarizada. Esta diferencia de cargas crea una corriente: vector de despolarización.

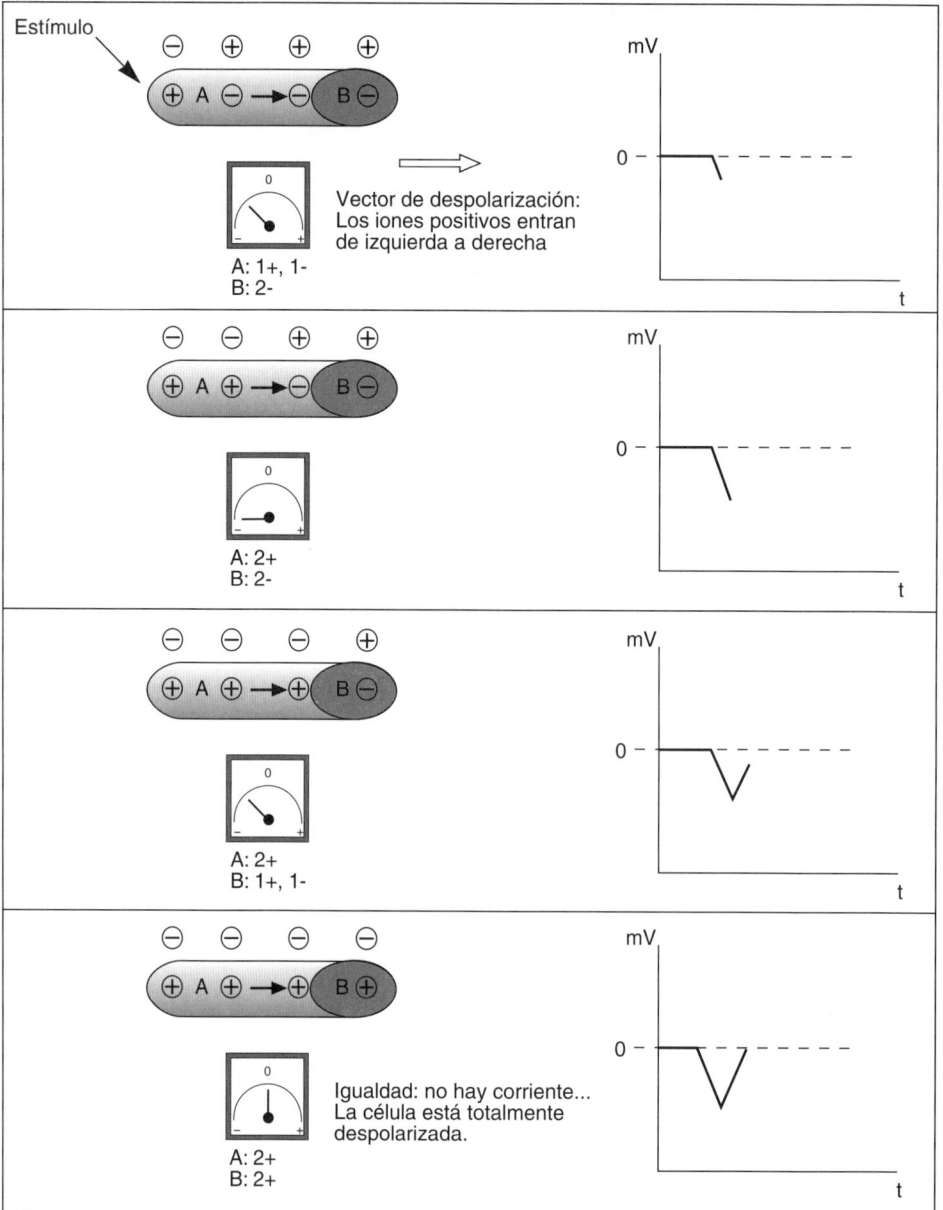

Estímulo

Vector de despolarización:
Los iones positivos entran
de izquierda a derecha

A: 1+, 1-
B: 2-

A: 2+
B: 2-

A: 2+
B: 1+, 1-

Igualdad: no hay corriente...
La célula está totalmente
despolarizada.

A: 2+
B: 2+

3. Se inicia la repolarización de la célula desde el mismo lugar donde se despolarizó. Aparece una nueva corriente y un nuevo vector (de repolarización).

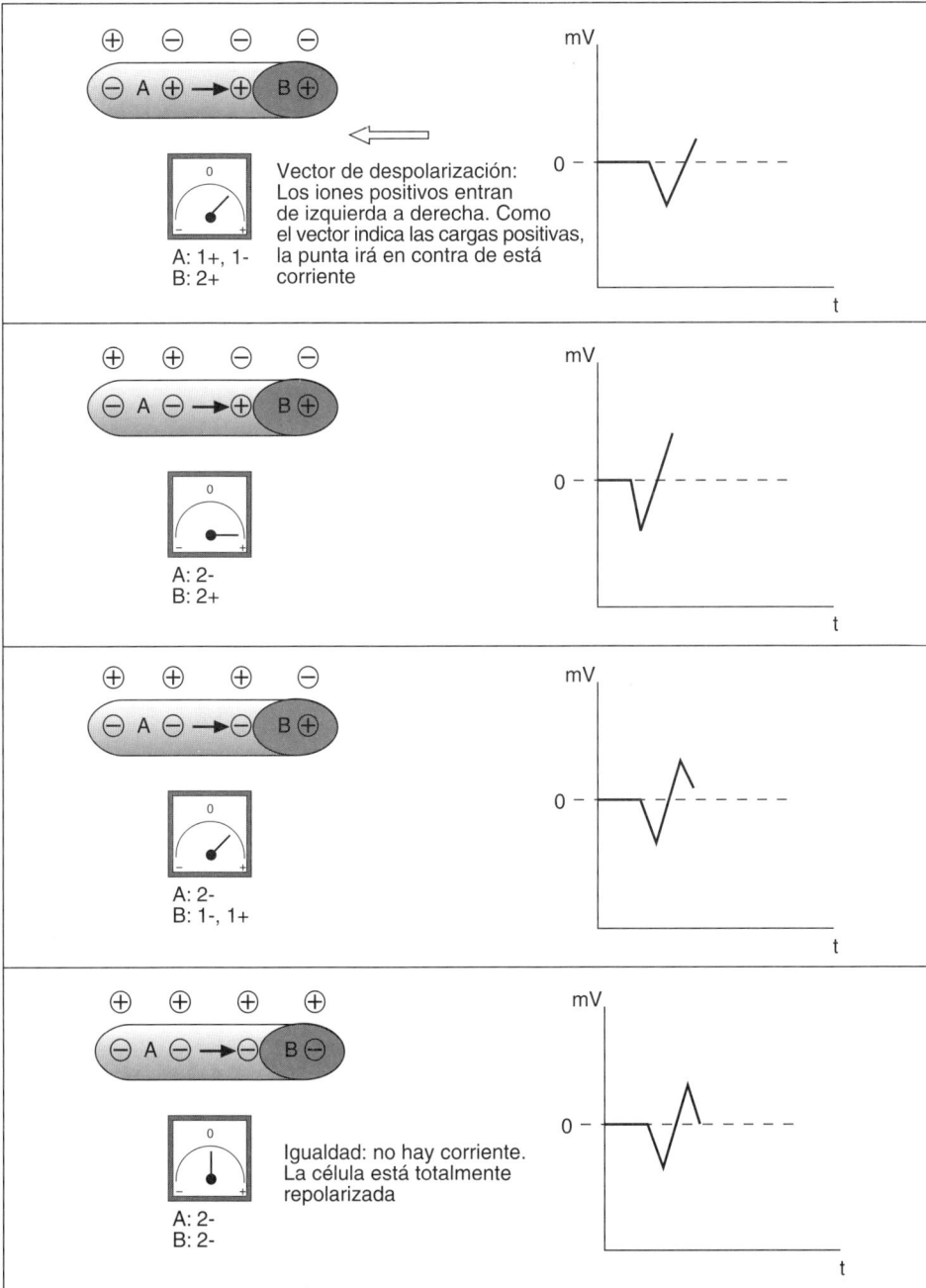

Vector de despolarización: Los iones positivos entran de izquierda a derecha. Como el vector indica las cargas positivas, la punta irá en contra de está corriente

A: 1+, 1-
B: 2+

A: 2-
B: 2+

A: 2-
B: 1-, 1+

Igualdad: no hay corriente. La célula está totalmente repolarizada

A: 2-
B: 2-

En resumen: la representación gráfica de la despolarización intracelular es una onda negativa, mientras la de repolarización es positiva.

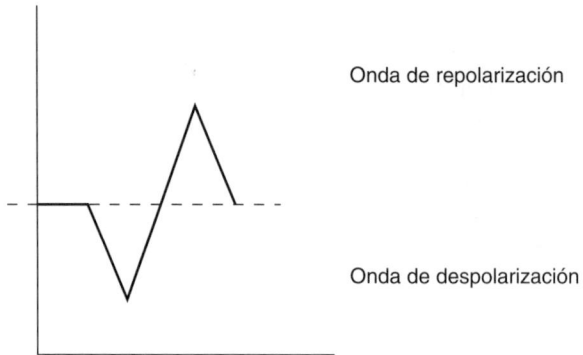

Onda de repolarización

Onda de despolarización

Se puede decir que cuando un vector intracelular se dirige hacia el electrodo en estudio, aparece una onda negativa y que si es opuesto a él, aparece una onda positiva.

Vector de despolarización intracelular:

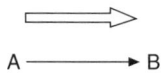

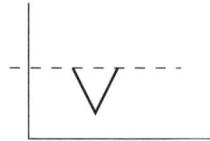

A ⟶ B

Vector de repolarización intracelular:

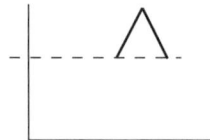

A ⟶ B

B. ORIGEN Y TRANSMISIÓN DEL POTENCIAL DE ACCIÓN EN EL MIOCARDIO

Como ya hemos mencionado, cualquier célula miocárdica puede generar un potencial de acción.

Sin embargo, generalmente lo provoca un grupo de células de la aurícula derecha llamado nodo sinoauricular *(nodo SA)*. Esto es así porque tiene un *período refractario inferior* al del resto de las células, con lo que llega al umbral rápidamente, sufre un potencial de acción y lo transmite al resto de las células miocárdicas, en el momento en que éstas ya pueden ser estimuladas, pero antes de que por sí mismas puedan generar uno.

La capacidad de crear un potencial de acción en el nodo sinusal es de 70 veces por minuto, mientras que en el ventrículo es de 20.

La transmisión del potencial de acción queda bloqueada hacia los ventrículos por las paredes auriculoventriculares, que separan el sincitio auricular del ventricular, lo que produce sólo la contracción auricular.

A esta altura, en la aurícula derecha, existe otro grupo de células llamado nodo auriculoventricular *(nodo AV)*, que permite el paso del potencial a los ventrículos para que se contraigan con posterioridad a las aurículas, pero a causa del mismo impulso sinusal.

Aunque el impulso cardíaco puede viajar a través de todo el corazón sin problemas, se cuenta con un sistema de conducción especializado *(sistema de Purkinje)*, compuesto por fibras miocárdicas *(fibras de Purkinje)* especializadas en transmitir los impulsos a una velocidad cinco veces superior a lo que viajarían sin ellas. Son las verdaderas responsables de que los sincitios se contraigan al unísono.

Una vez que el nodo SA genera el impulso, éste se conduce por las fibras de Purkinje en las aurículas y provoca su contracción, haciendo que su sangre pase a los ventrículos.

Este impulso también llega al nodo AV, pero no se transmite inmediatamente a los ventrículos. Si fuera así, formarían un único sincitio con las aurículas, se contraerían al mismo tiempo y los ventrículos no podrían terminar de llenarse de sangre. Para evitarlo, las células de conducción del nodo AV son muy lentas comparadas con el resto, lo que provoca unas milésimas de segundo de retraso en la transmisión del potencial de acción a los ventrículos.

Las fibras de Purkinje que conectan el nodo AV con los ventrículos se denominan *haz de Hiss*. Recorren la pared interventricular y se dividen en dos ramas, derecha e izquierda, para transmitir el impulso a los dos ventrículos.

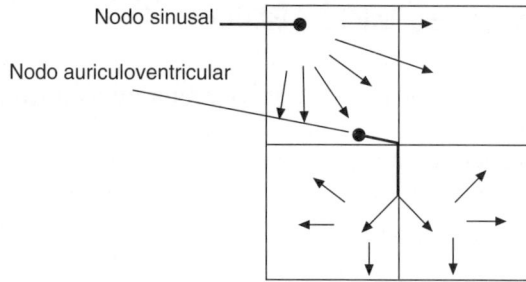

Nodo sinusal

Nodo auriculoventricular

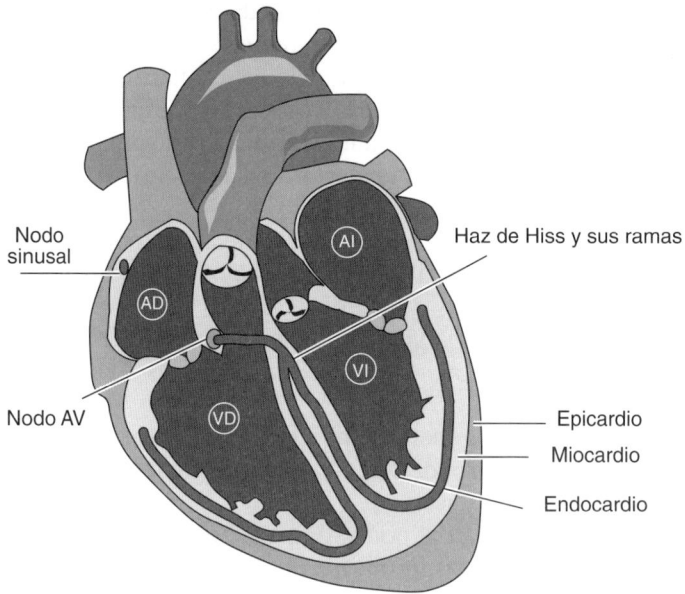

Nodo sinusal

Haz de Hiss y sus ramas

AI

AD

VI

Nodo AV

VD

Epicardio

Miocardio

Endocardio

C. REPRESENTACIÓN VECTORIAL DEL POTENCIAL DE ACCIÓN EN EL MIOCARDIO

Cada célula miocárdica tiene un vector durante el potencial de acción cardíaco, cuya dirección depende del lugar donde se inicia la corriente y cuyo sentido depende de hacia dónde se dirijan las cargas positivas en la corriente.

La suma de los vectores de un grupo de células dará un *vector de sumación* que representará la corriente del grupo. Su tamaño dependerá del número de células que lo formen; su dirección, del lugar en que se inicie el potencial de acción; y su sentido, de hacia dónde se dirijan los iones positivos.

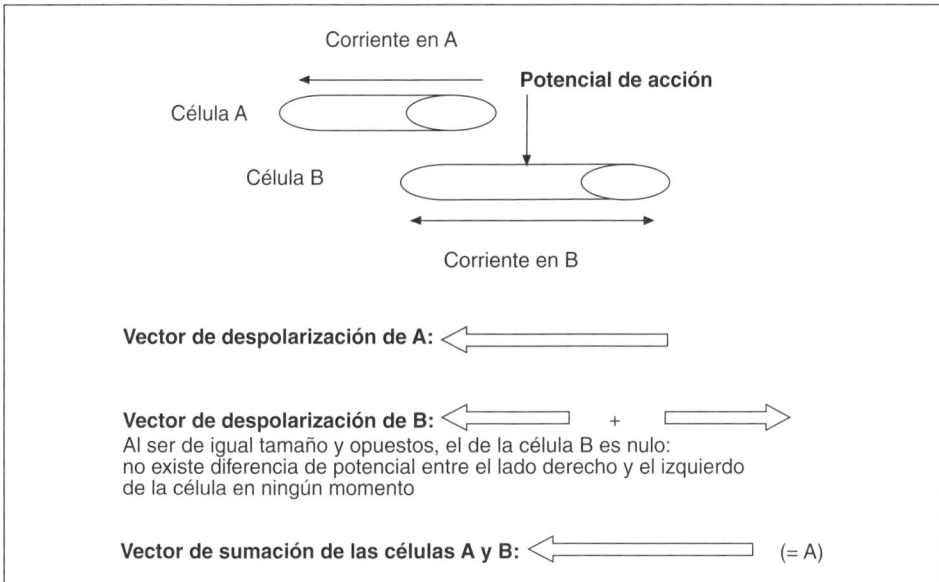

APARICIÓN DE VECTORES EN EL MIOCARDIO DURANTE UN POTENCIAL DE ACCIÓN

Recordando el paso del potencial de acción en el miocardio, así aparecen los vectores (su forma se expone con posterioridad):

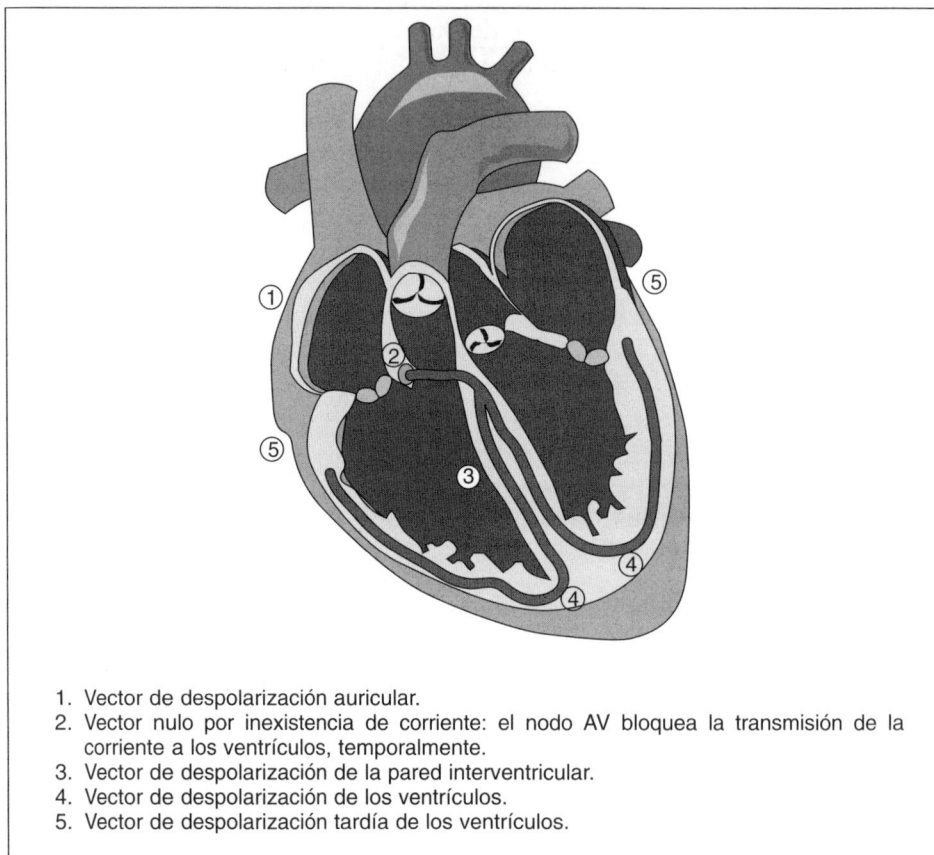

1. Vector de despolarización auricular.
2. Vector nulo por inexistencia de corriente: el nodo AV bloquea la transmisión de la corriente a los ventrículos, temporalmente.
3. Vector de despolarización de la pared interventricular.
4. Vector de despolarización de los ventrículos.
5. Vector de despolarización tardía de los ventrículos.

En el mismo orden aparecerán, posteriormente, los vectores de repolarización *(la repolarización auricular coincidirá, en el tiempo, con la despolarización ventricular)*.

Teóricamente, los vectores de repolarización deberían ser totalmente opuestos a los de despolarización, ya que la repolarización se inicia desde el mismo punto en que se inició la despolarización y los iones positivos se conducen en sentido opuesto.

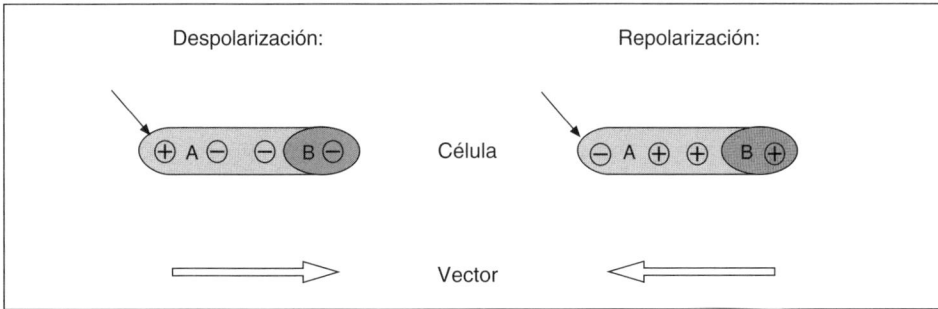

En las aurículas esto sucede, pero en los ventrículos *las células se repolarizan desde el lado opuesto al que se han despolarizado*.

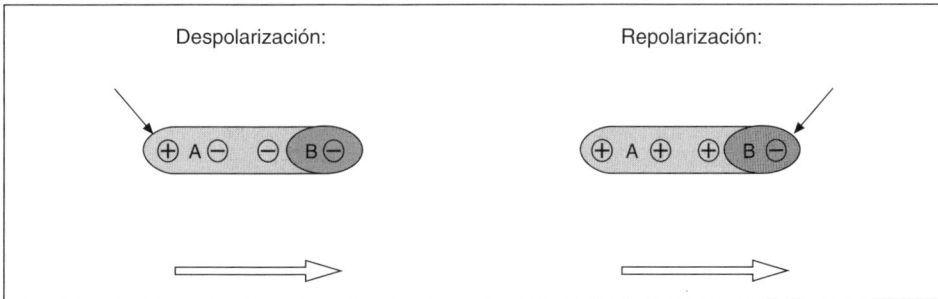

Estas células miocárdicas se despolarizan desde la zona más endocárdica hacia la más epicárdica y se repolarizan de la más epicárdica a la más endocárdica.

La existencia de *elevadas presiones en la zona endocárdica*, impide el funcionamiento normal de estas células durante la repolarización.

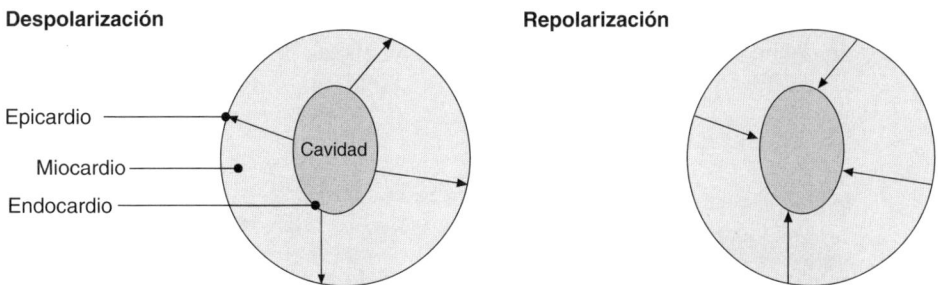

Por esta razón, *los vectores de repolarización ventricular serán iguales* a los de despolarización.

VECTORES CARDÍACOS

Despolarización auricular. Vector pequeño, de dirección anterior, descendente y desviado a la izquierda.

Despolarización septal. Vector pequeño, de dirección anterior y desviado a la derecha. Puede ser ascendente, descendente o medio.

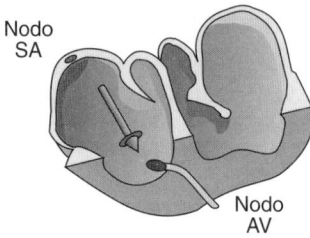

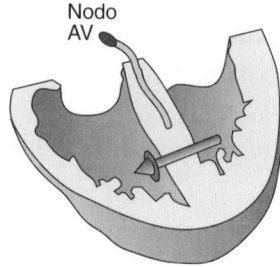

Despolarización ventricular. Vector grande, de dirección posterior, izquierda y descendente.

Despolarización ventricular tardía. Vector pequeño, de dirección posterior, izquierda y ascendente.

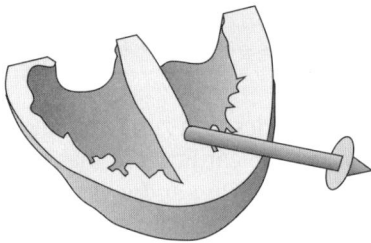

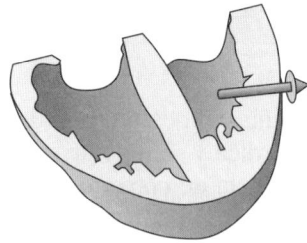

Repolarización auricular. Contrario al vector de despolarización.

Repolarización ventricular. Suma de los vectores de despolarización. Descendente, posterior e izquierdo.

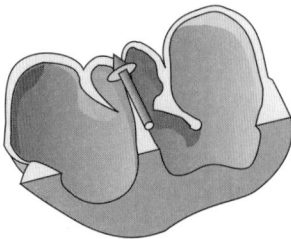

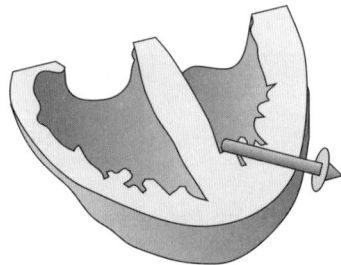

D. REPRESENTACIÓN GRÁFICA DE LOS VECTORES CARDÍACOS EN EL POTENCIAL DE ACCIÓN

Si se crea un conducto eléctrico en el interior del corazón al colocar dos electrodos (E1 y E2), se capta la corriente cardíaca (potencial de E2 respecto a E1).

Si el vector se dirige hacia el electrodo en estudio (E2), aparece una *onda negativa*.

Si el vector se dirige al lado opuesto, se produce una *onda positiva*.

Si el vector fluye perpendicular al electrodo, *no aparece onda o aparece una onda bifásica* (tanto negativa como positiva).

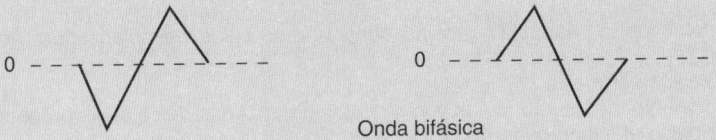

Onda bifásica

Si no hay corriente, aparece una línea isoeléctrica (0).

El orden de aparición de las ondas coincide con el orden de aparición de los vectores.

El tamaño de la onda es directamente proporcional al tamaño del vector.

La anchura de la onda es directamente proporcional al tiempo que dura la corriente que representa.

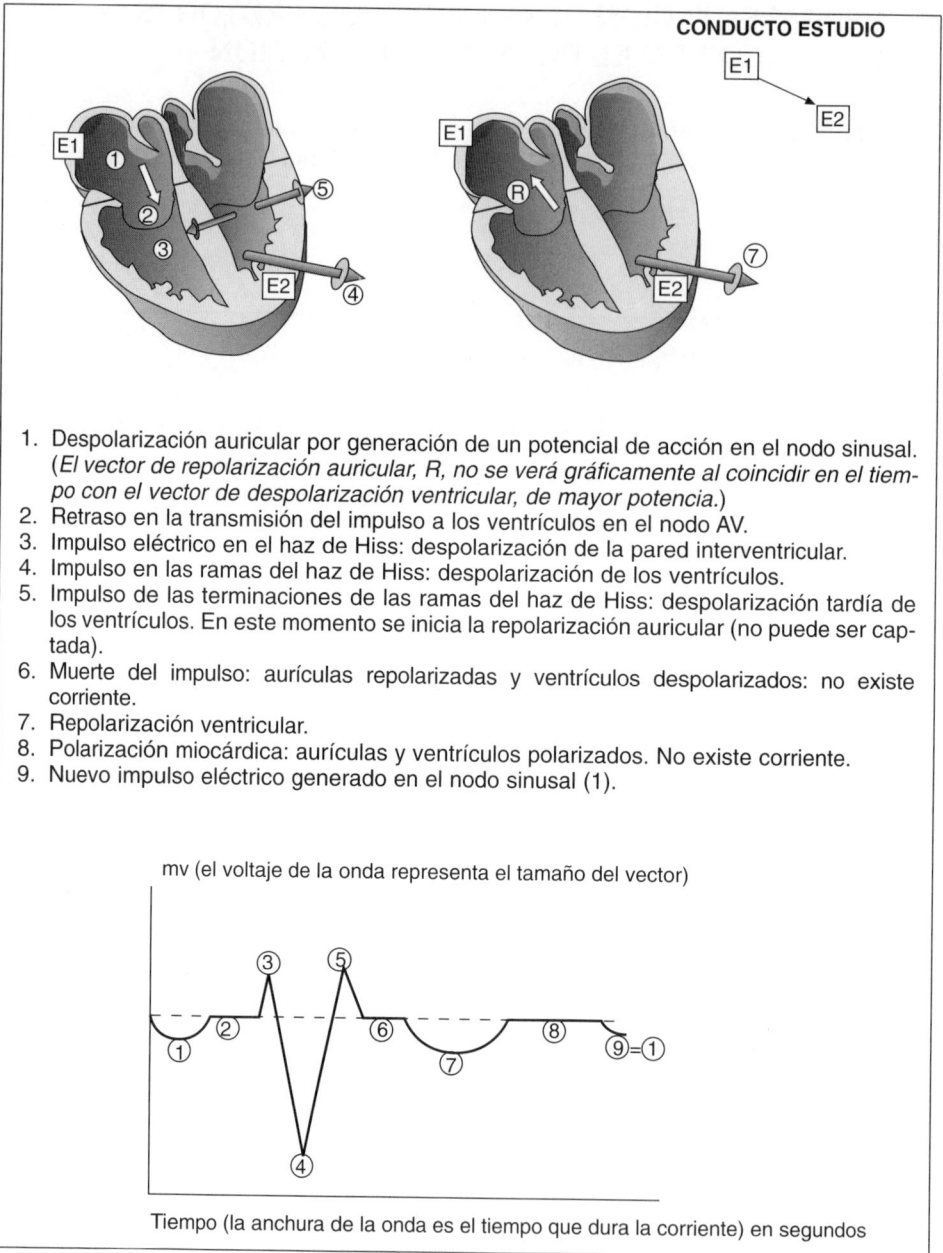

1. Despolarización auricular por generación de un potencial de acción en el nodo sinusal. (*El vector de repolarización auricular, R, no se verá gráficamente al coincidir en el tiempo con el vector de despolarización ventricular, de mayor potencia.*)
2. Retraso en la transmisión del impulso a los ventrículos en el nodo AV.
3. Impulso eléctrico en el haz de Hiss: despolarización de la pared interventricular.
4. Impulso en las ramas del haz de Hiss: despolarización de los ventrículos.
5. Impulso de las terminaciones de las ramas del haz de Hiss: despolarización tardía de los ventrículos. En este momento se inicia la repolarización auricular (no puede ser captada).
6. Muerte del impulso: aurículas repolarizadas y ventrículos despolarizados: no existe corriente.
7. Repolarización ventricular.
8. Polarización miocárdica: aurículas y ventrículos polarizados. No existe corriente.
9. Nuevo impulso eléctrico generado en el nodo sinusal (1).

mv (el voltaje de la onda representa el tamaño del vector)

Tiempo (la anchura de la onda es el tiempo que dura la corriente) en segundos

4

Electrocardiografía

ELECTROCARDIOGRAFÍA

Parte de la medicina que estudia la obtención e interpretación del electrocardiograma.

ELECTROCARDIOGRAMA

Registro gráfico de las corrientes eléctricas generadas por la actividad cardíaca.

El estudio electrocardiográfico es básico para valorar la capacidad del corazón en la transmisión del impulso eléctrico y, en consecuencia, su capacidad para contraerse de manera efectiva.

Como es lógico, no podemos introducir dos electrodos en la célula miocárdica para ver el paso de la corriente eléctrica.

Sin embargo, hay que tener presente que el potencial de acción de la célula produce un cambio eléctrico en su exterior y, por tanto, una corriente que puede ser medida por electrodos.

Como el potencial en reposo extracelular (positivo) es contrario al intracelular (negativo), *los cambios eléctricos extracelulares durante un potencial de acción, serán completamente opuestos a los de dentro de la célula.*

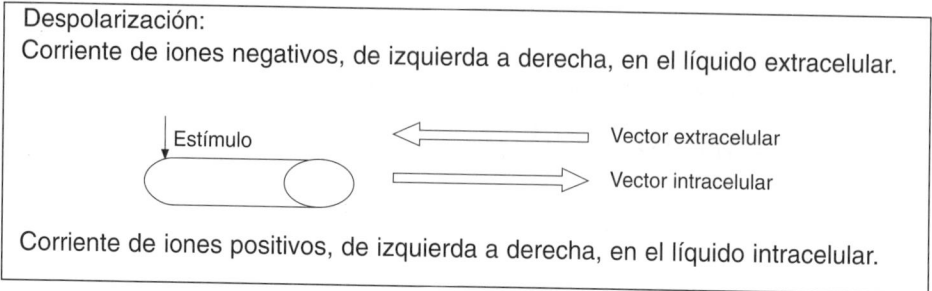

Despolarización:
Corriente de iones negativos, de izquierda a derecha, en el líquido extracelular.

| Estímulo | ⟸ | Vector extracelular |
| | ⟹ | Vector intracelular |

Corriente de iones positivos, de izquierda a derecha, en el líquido intracelular.

Esto hace que **las ondas de despolarización y de repolarización intracelulares, medidas en el exterior de la célula, sean contrarias.**

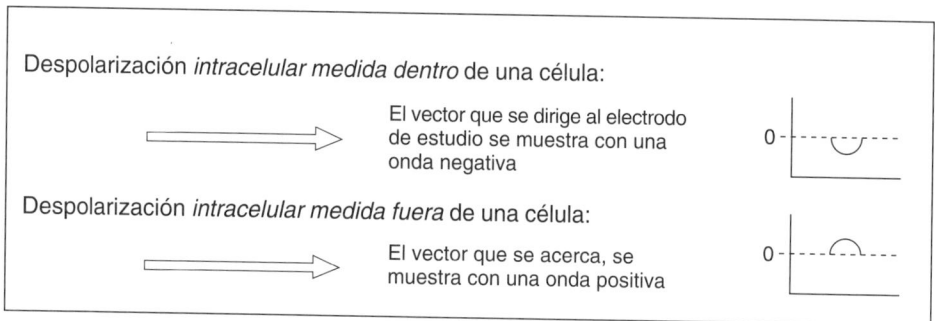

Despolarización *intracelular medida dentro* de una célula:

⟹   El vector que se dirige al electrodo de estudio se muestra con una onda negativa

0 - - - - - ⌣ - - - -

Despolarización *intracelular medida fuera* de una célula:

⟹   El vector que se acerca, se muestra con una onda positiva

0 - - - - - ⌢ - - - -

A. REPRESENTACIÓN GRÁFICA DEL POTENCIAL DE ACCIÓN MIOCÁRDICO

Cuando un **vector cardíaco** se acerca al **electrodo extracelular** en estudio aparece una onda positiva; cuando se aleja, una onda negativa; y cuando es perpendicular, no aparece onda (no se capta la corriente) o aparece una onda bifásica (tanto positiva como negativa).

Esta corriente, que aparece al lado de la célula durante un potencial de acción, se extiende hacia la superficie del cuerpo y una pequeña parte llega a la piel.

Por esta razón, se pueden obtener gráficamente los potenciales de acción de la célula miocárdica, colocando electrodos en la piel.

MEDICIÓN INTERNA DEL POTENCIAL DE ACCIÓN MIOCÁRDICO

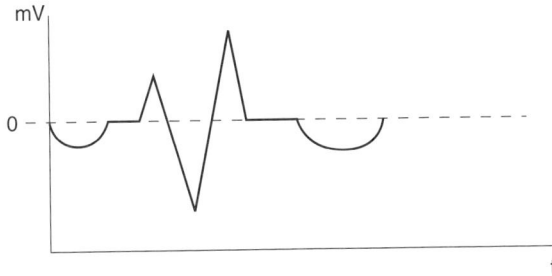

MEDICIÓN EXTERNA DEL POTENCIAL DE ACCIÓN MIOCÁRDICO

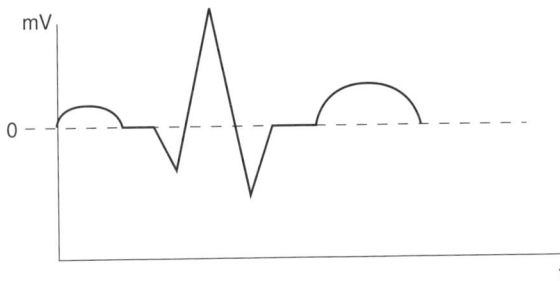

B. ELECTROCARDIOGRAMA

Es el registro gráfico en el que se inscriben las corrientes eléctricas cardíacas (vectores).

Sus ondas son el resultado de los potenciales de acción cardíacos, los cuales producen campos eléctricos extracelulares captados por electrodos en la piel.

Los electrodos se conectan a una máquina (galvanómetro), que registra en un papel las ondas.

La magnitud del voltaje de la corriente depende de la longitud del vector.
El que la onda sea positiva, negativa o bifásica depende de que el vector fluya en sentido igual, contrario o paralelo al electrodo en estudio, respectivamente.
La anchura de la onda depende del tiempo que dure la corriente.

El papel utilizado es milimetrado:

1. *Verticalmente* mide el voltaje del vector. Se pueden utilizar tres tipos distintos de correspondencia:

   a) *10 milímetros* corresponden a *1 milivoltio* (el más usado).
   b) 20 mm corresponden a 1 mV.
   c) 5 mm corresponden a 1 mV.

2. *Horizontalmente* mide el tiempo que dura la corriente:

   a) *25 mm por segundo* (velocidad de inscripción más utilizada): cada milímetro corresponde a *0,04 segundos*.
   b) 10 mm/seg.
   c) 50 mm/seg.

Ejemplos:

a) Distintos voltajes de inscripción, en la misma derivación de un paciente, con el mismo tiempo:

2,5 mm / mV

10 mm / mV

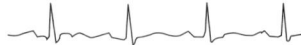

20 mm / mV

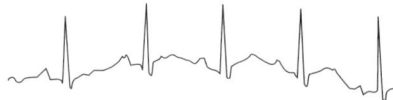

b) Distintas velocidades de inscripción, en la misma derivación de un paciente, con el mismo voltaje:

25 mm por segundo

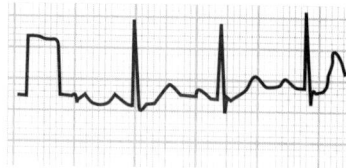

50 mm por segundo

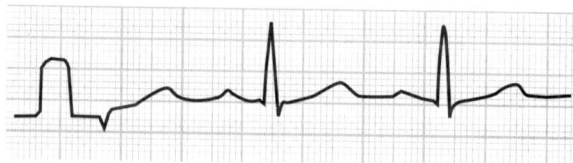

NOMENCLATURA DE LAS ONDAS ELECTROCARDIOGRÁFICAS

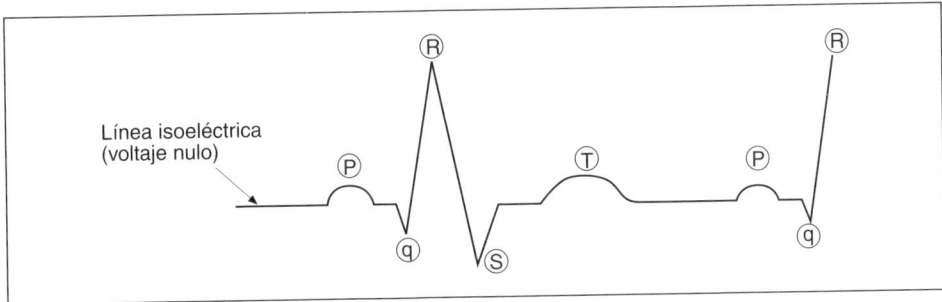

Onda P. Despolarización auricular.

Onda Ta. Repolarización auricular. No suele aparecer al ser enmascarada por la despolarización ventricular. Es una onda de polaridad opuesta a la de P, ya que las aurículas se repolarizan desde el mismo punto donde se inició la despolarización y ocasiona un vector opuesto.

Ondas QRS. Despolarización ventricular.

   Onda R   Toda onda *positiva* (el voltaje está dibujado por encima de la línea isoeléctrica: 0).

   Onda Q   Toda onda *negativa previa* a una positiva.

   Onda S   Toda onda *negativa posterior* a una positiva.

   Onda QS   *Única onda negativa* que representa toda la despolarización ventricular.

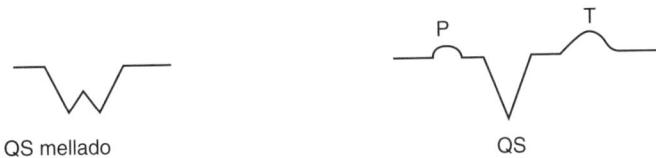

Se las denomina con *mayúscula* si son *de alto voltaje.*
Se las denomina con *minúscula* si son *de bajo voltaje.*
Si hay más de una onda positiva o más de una onda negativa posterior a la positiva, se las denomina de la misma manera pero añadiendo *apóstrofos.*

Ejemplo:

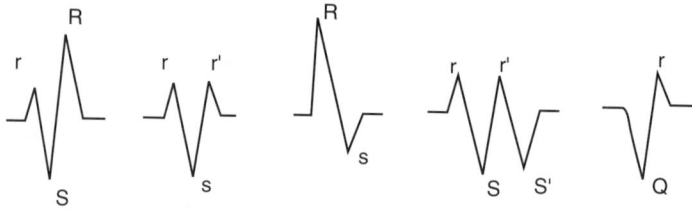

Onda T. Repolarización ventricular.

Onda U. Algunos autores consideran esta onda como la repolarización de los *músculos papilares* (proyecciones musculares del miocardio que se unen a las válvulas auriculoventriculares).

Generalmente no aparece, salvo en V3, V4 y aVL.

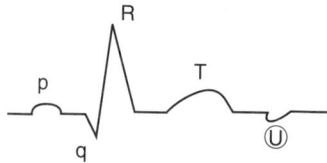

NOMENCLATURA DE LOS PERÍODOS ELECTROCARDIOGRÁFICOS

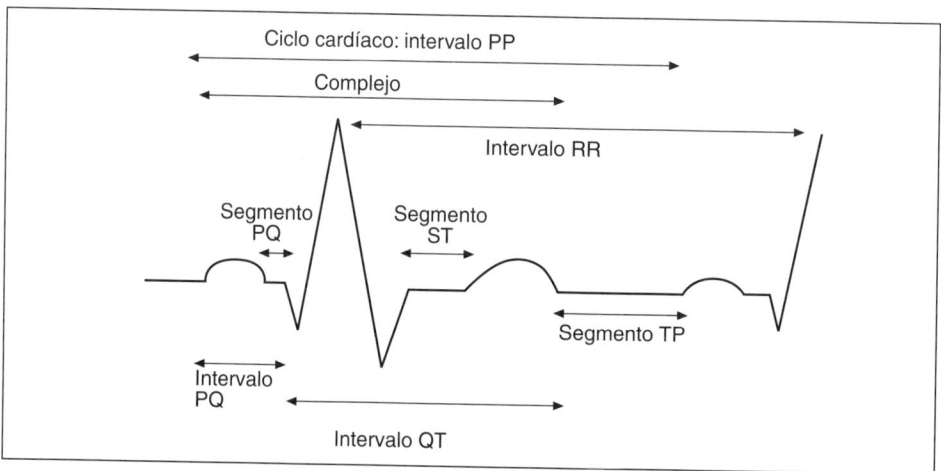

Ciclo cardíaco o intervalo PP. Período comprendido desde el inicio de un latido cardíaco hasta el siguiente.

Complejo cardíaco. Conjunto de ondas que identifican un ciclo cardíaco.

Intervalo P-Q. Tiempo que transcurre desde que se genera el impulso eléctrico en el nodo sinusal hasta que se transmite a los ventrículos. Si no existe Q, se denomina intervalo P-R.

Segmento P-Q o P-R. Tiempo en el que existe una despolarización auricular completa y están los ventrículos polarizados (no existe corriente: línea isoeléctrica). Corresponde al retraso en la conducción eléctrica del nodo AV. Se denomina P-R cuando no existe onda Q.

Segmento ST. Tiempo en el que las aurículas están polarizadas y los ventrículos totalmente despolarizados (no hay corriente: línea isoeléctrica).

Intervalo Q-T. Tiempo que transcurre desde que se estimula el ventrículo hasta que se polariza.

Intervalo R-R. Tiempo que transcurre desde que se estimula el ventrículo hasta que vuelve a estimularse.

Segmento T-P. Tiempo en el que las aurículas y los ventrículos están totalmente polarizados (no existe corriente: línea isoeléctrica).

DERIVACIONES DEL ELECTROCARDIOGRAMA

*Los **electrodos** son los puntos desde donde estudiamos los potenciales de dos zonas distintas.*
*Las **derivaciones** son los conductos eléctricos de estudio desde donde queremos captar los vectores cardíacos.*

El corazón es un órgano tridimensional y sus vectores también. Por ello, en el electrocardiograma se utilizan 12 derivaciones de estudio, que intentan cubrir tanto el plano frontal cardíaco, como el horizontal (en determinadas condiciones se pueden crear otras derivaciones).

1. DERIVACIONES FRONTALES

   a) Tres derivaciones de extremidades:

   DI, DII y DIII

   b) Tres derivaciones de extremidades aumentadas:

   aVR, aVL y aVF

2. DERIVACIONES HORIZONTALES. Seis derivaciones precordiales:

   V1, V2, V3, V4, V5 y V6

Cada una de ellas capta con mayor claridad la zona del corazón donde se encuentra su electrodo de estudio, por lo que *cuando aparece una alteración electrocardiográfica en una de ellas, podemos identificar la zona cardíaca afectada:*

V1 y 2 captan mejor el corazón derecho.
V3 y 4 captan mejor la pared interventricular.
V5 y 6 captan mejor el corazón izquierdo.

Derivaciones de extremidades

Son *bipolares* porque detectan las variaciones eléctricas entre dos puntos *afectados* por el potencial de acción cardíaco y manifiestan su diferencia (potencial de B respecto de A).

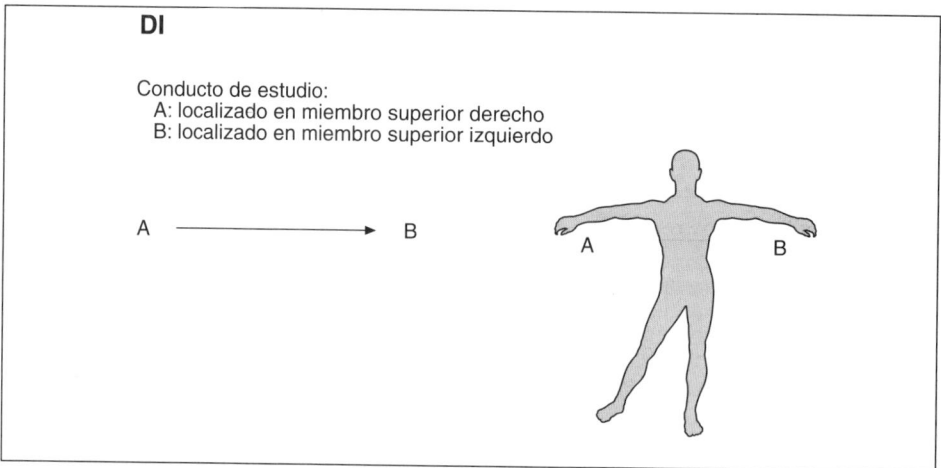

DI

Conducto de estudio:
  A: localizado en miembro superior derecho
  B: localizado en miembro superior izquierdo

A ——————————▶ B

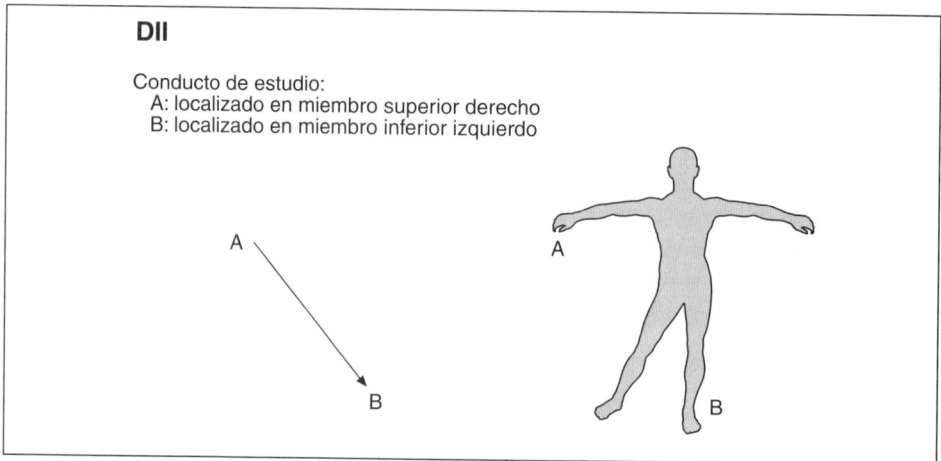

DII

Conducto de estudio:
  A: localizado en miembro superior derecho
  B: localizado en miembro inferior izquierdo

DIII

Conducto de estudio:
  A: localizado en miembro superior izquierdo
  B: localizado en miembro inferior izquierdo

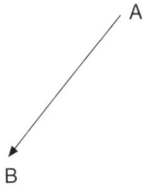

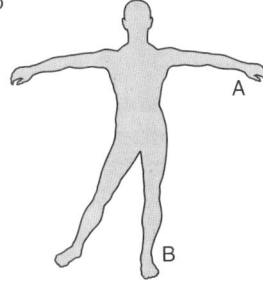

A

B

A

B

Derivaciones de extremidades aumentadas

Son *unipolares* porque registran las variaciones eléctricas de potencial en un punto (B) respecto a otro punto en el que *no existe alteración* eléctrica durante el potencial de acción cardíaco (A).

aVR

Conducto de estudio:
  A: es el punto nulo que se encuentra entre el miembro superior izquierdo y el miembro inferior izquierdo
  B: localizado en miembro superior derecho

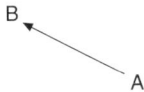

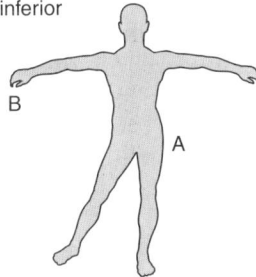

B

A

B

A

aVL

Conducto de estudio:
  A: punto nulo que se encuentra entre el miembro superior derecho y el miembro inferior izquierdo
  B: localizado en miembro superior izquierdo

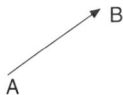

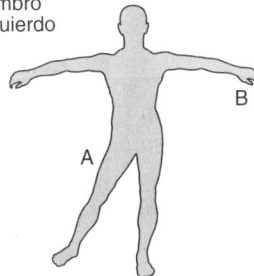

B

A

B

A

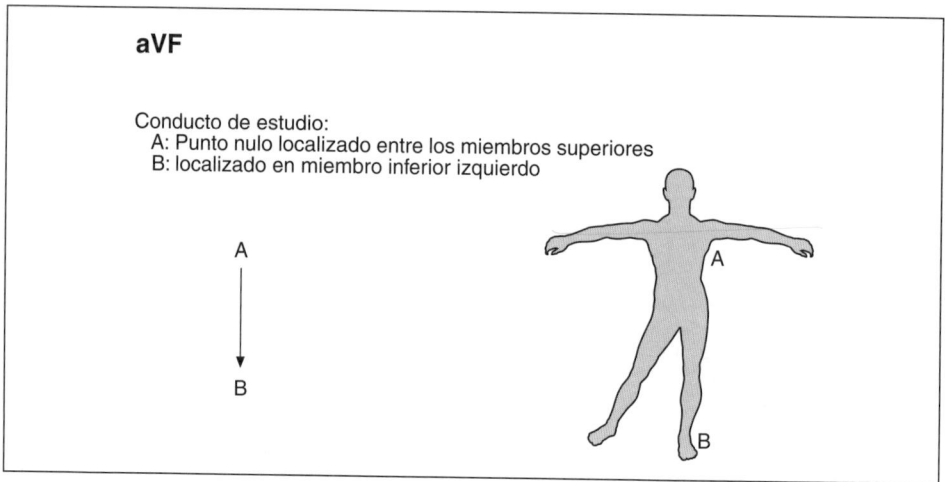

aVF

Conducto de estudio:
  A: Punto nulo localizado entre los miembros superiores
  B: localizado en miembro inferior izquierdo

Derivaciones precordiales

Son **unipolares**. Registran variaciones eléctricas de potencial en un punto (B), respecto a otro punto (A) en el que se supone que no existe alteración eléctrica durante el potencial de acción cardíaco.

CONDUCTO DE ESTUDIO:

a. Electrodo B

V1. Localizado en el cuarto espacio intercostal derecho, al lado del esternón.
V2. Localizado en el cuarto espacio intercostal izquierdo, al lado del esternón.
V3. Localizado entre V2 y V4.
V4. Localizado en el quinto espacio intercostal izquierdo, en la línea media clavicular.

Corte horizontal del tórax

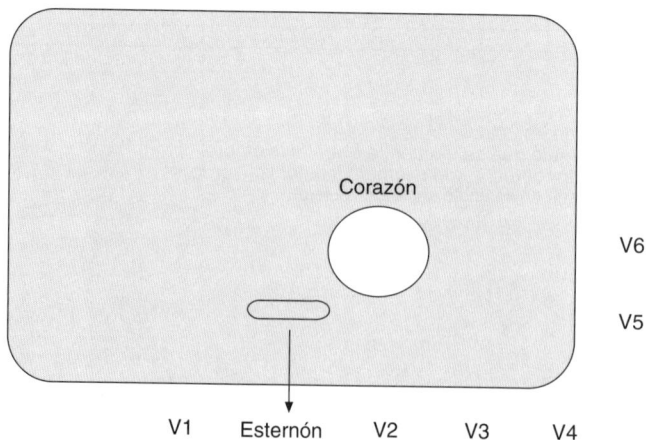

Corazón

V6

V5

V1   Esternón   V2   V3   V4

Vista frontal del tórax

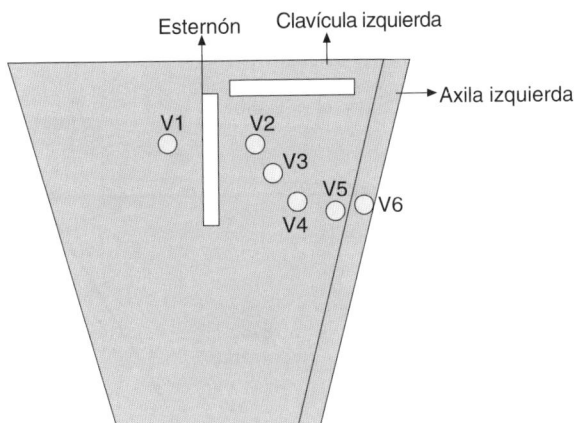

V5. Localizado en el quinto espacio intercostal izquierdo, en la línea axilar anterior.

V6. Localizado en el quinto espacio intercostal izquierdo, en la línea axilar media.

b. Electrodo A:

Para localizar el punto A trazamos una línea entre el punto B y el centro cardíaco donde se origina la corriente y la continuamos alejándonos de B.

Ejemplo:

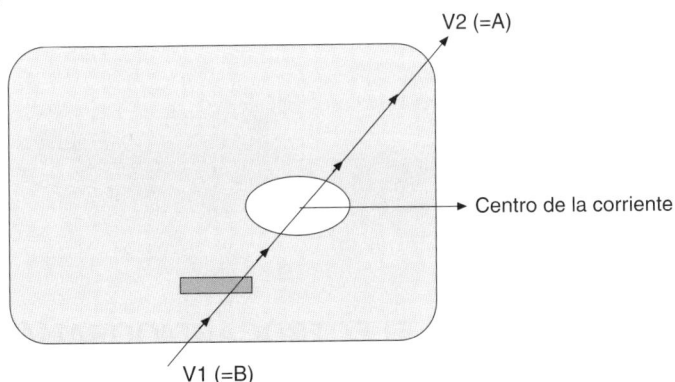

Conducto de estudio resultante:

RESUMEN DE LAS DERIVACIONES ELECTROCARDIOGRÁFICAS

Del plano frontal. Triángulo de Einthoven:

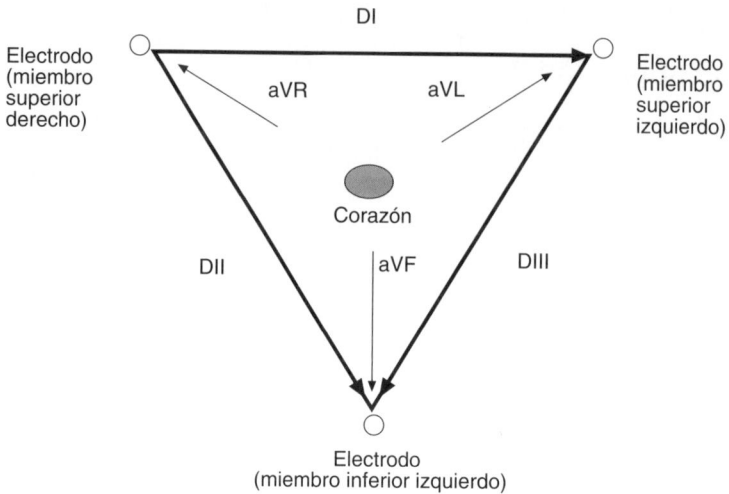

Del plano horizontal:

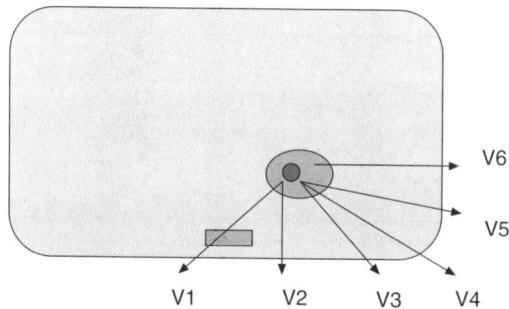

C. REALIZACIÓN DEL ELECTROCARDIOGRAMA

Material

1. Electrocardiógrafo.

2. Dependiendo del tipo de electrocardiógrafo, pueden necesitarse cuatro placas metálicas con correas de goma para crear las derivaciones frontales y seis ventosas, para crear las derivaciones precordiales.

3. Gel conductor o suero fisiológico para aplicar en las placas y las ventosas. No se recomienda la utilización de alcohol para favorecer la captación de la corriente cardíaca por los electrodos, porque si, posteriormente, este paciente precisara una descarga con desfibrilador, tendría mayor riesgo de sufrir quemaduras en la piel.

4. Máquina de rasurar.

Pasos de actuación

1. Informar al paciente sobre la prueba que se le va a realizar: es indolora, debe permanecer inmóvil, no debe hablar y no debe realizar respiraciones profundas.

2. Lavarse las manos.

3. Colocar al paciente en decúbito supino, con tórax y miembros descubiertos.

4. Separar ligeramente los miembros del paciente, evitando también su contacto con superficies metálicas. (Durante la ejecución de la técnica, tampoco nosotros deberemos tocarle para evitar interferencias en el registro.)

5. Rasurar, con el consentimiento del paciente, las zonas imprescindibles para la colocación de las ventosas.

6. Secar las zonas donde vamos a colocar los electrodos.

7. Aplicar suero salino o gel conductor en las placas y ventosas.

8. Conectar las placas a los electrodos del electrocardiógrafo. Cada una irá colocada en la zona distal de un miembro:

P.A.: en el miembro superior derecho (color rojo).
L.A.: en el miembro superior izquierdo (color amarillo).
L.L.: en el miembro inferior izquierdo (color verde).
R.L.: en el miembro inferior derecho (color negro).

9. Colocar las ventosas en el tórax y conectarlas a los electrodos del electrocardiógrafo:

V1: en el cuarto espacio intercostal derecho, al lado del esternón.
V2: en el cuarto espacio intercostal izquierdo, al lado del esternón.
V3: en medio de V2 y V4.
V4: en el quinto espacio intercostal izquierdo, en la línea clavicular media.
V5: en el quinto espacio intercostal izquierdo, en la línea axilar anterior.
V6: en el quinto espacio intercostal izquierdo, en la línea axilar media.

10. Encender el electrocardiógrafo.

11. Fijar la velocidad de inscripción y el voltaje.

12. Iniciar el registro electrocardiográfico con el milivoltio.

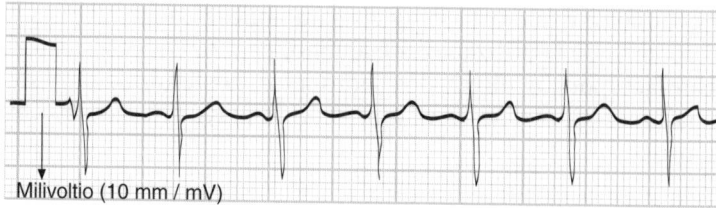

Milivoltio (10 mm / mV)

13. Registrar cinco complejos de cada derivación.

14. Si el ritmo cardíaco no es constante, se registrarán 10 complejos en la derivación DII.

15. Apagar el electrocardiógrafo.

16. Retirar las placas y ventosas.

17. Atender al paciente.

18. Ocuparse del material.

19. Anotar en el papel del electrocardiograma:
   a) Fecha.
   b) Hora.
   c) Signos y síntomas del paciente durante la realización (sudor, dolor, etc.).
   d) Especificar a qué derivaciones pertenece cada trazo, en el caso de que no salga impreso mecánicamente.
   e) Nombre y apellidos del paciente.

Importante:

En el caso de que se vayan a realizar electrocardiogramas seriados en el paciente, es aconsejable que se marquen en su piel los lugares donde se le han aplicado los electrodos.

El colocarlos en un lugar distinto crea campos eléctricos de estudio distintos y un registro gráfico distinto, con lo que la morfología de los complejos, entre ambos electrocardiogramas, no sería comparable.

5

Morfología del electrocardiograma normal

Conociendo los vectores cardíacos y las derivaciones de estudio, podemos conocer su representación gráfica en el electrocardiograma (ECG), sin olvidar:

a) Orden cronológico de los vectores cardíacos.

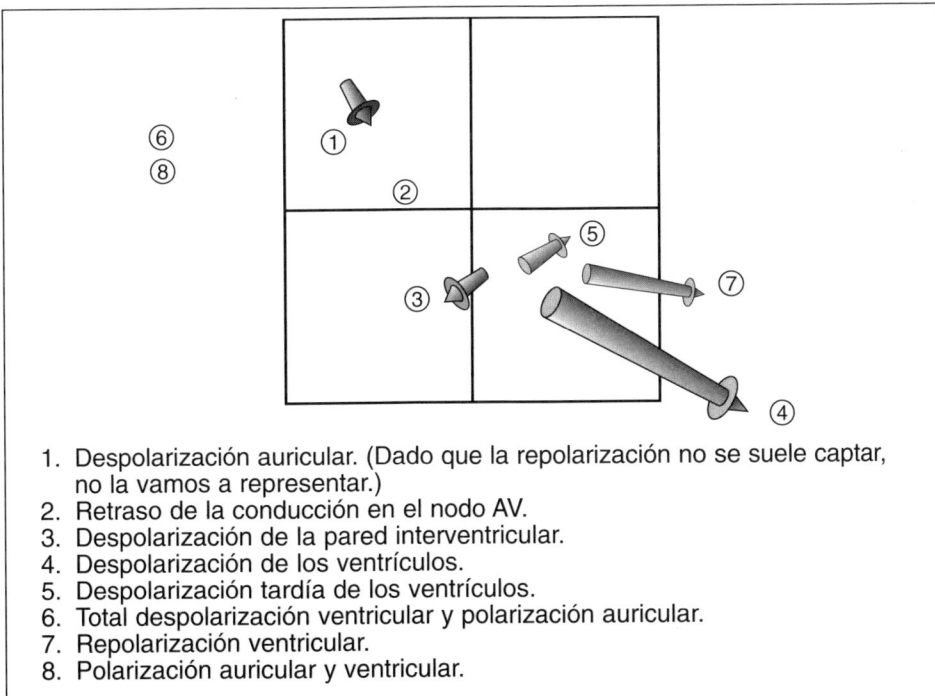

1. Despolarización auricular. (Dado que la repolarización no se suele captar, no la vamos a representar.)
2. Retraso de la conducción en el nodo AV.
3. Despolarización de la pared interventricular.
4. Despolarización de los ventrículos.
5. Despolarización tardía de los ventrículos.
6. Total despolarización ventricular y polarización auricular.
7. Repolarización ventricular.
8. Polarización auricular y ventricular.

b) Cuando el vector fluye en el mismo sentido que la derivación, aparece una onda positiva.

c) Cuando el vector fluye en sentido contrario a la derivación, aparece una onda negativa.

d) Cuando un vector ventricular sigue cronológicamente a otro y tiene su mismo sentido, para la derivación de estudio, se produce su *sumación*.

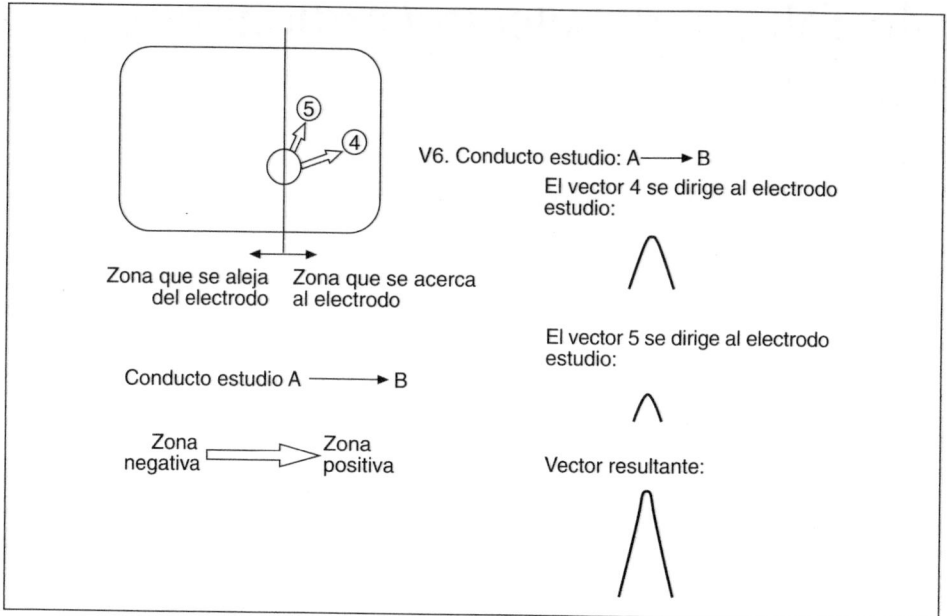

e) Cuando el vector fluye en dirección perpendicular a la derivación, aparece una onda bifásica o no aparece onda.

f) Cuando no existe vector (no existe corriente), aparece una línea isoeléctrica (línea en 0).

g) Cuando el vector es de gran tamaño, aparece una onda de gran tamaño y a la inversa.

h) Cuando la corriente del vector dura mucho tiempo, aparece una onda ancha y a la inversa.

A. DERIVACIONES DE MIEMBROS

Al ser derivaciones bipolares, debemos transportar el vector a su campo eléctrico.

Los períodos electrocardiográficos en que no existe corriente no están especificados, ya que en cualquier derivación se representan mediante una línea isoeléctrica.

Despolarización auricular

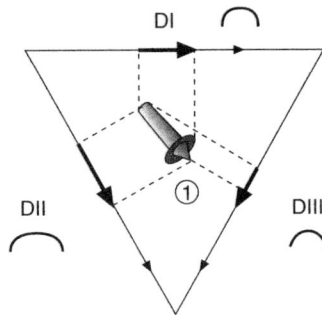

Despolarización de la pared interventricular

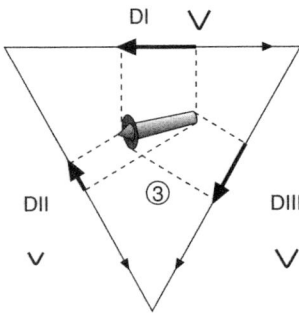

Despolarización de los ventrículos

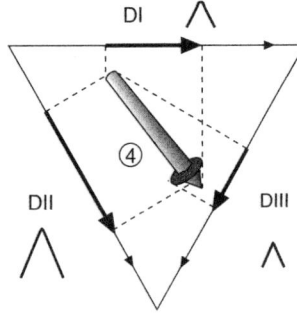

Despolarización tardía de los ventrículos

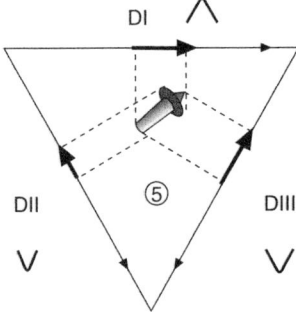

Repolarización ventricular

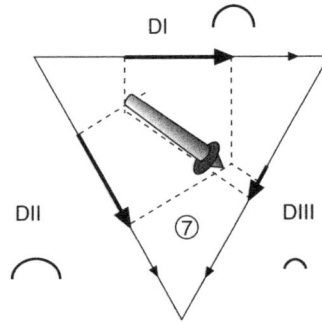

RESUMEN

DI   DII   DIII

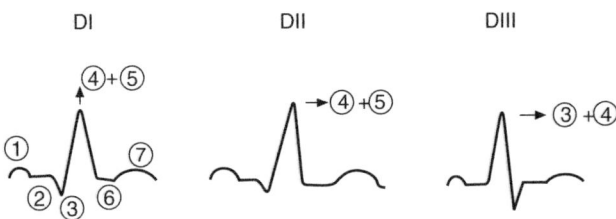

B. DERIVACIONES DE EXTREMIDADES AUMENTADAS

Al ser derivaciones unipolares, se coloca el origen del vector en el centro del triángulo y se localiza la perpendicular a la derivación. Con esto quedan delimitados dos campos, uno cercano al electrodo en estudio (positivo) y otro lejano (negativo). Si el vector fluye en dirección al campo positivo, aparece una onda positiva y a la inversa.

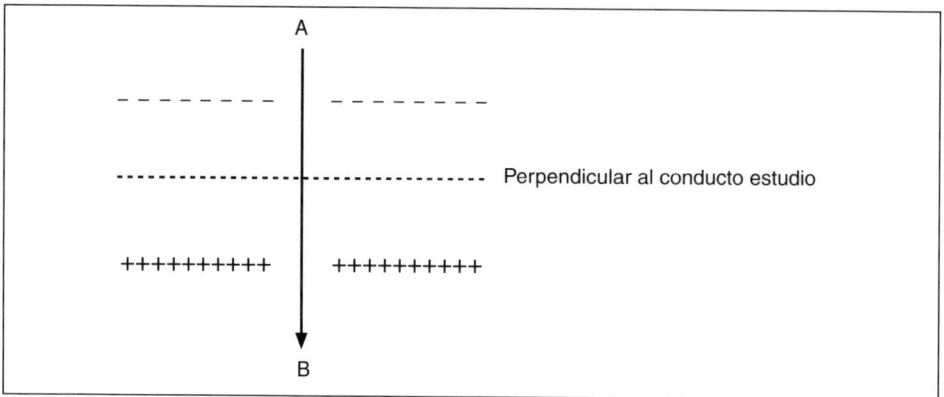

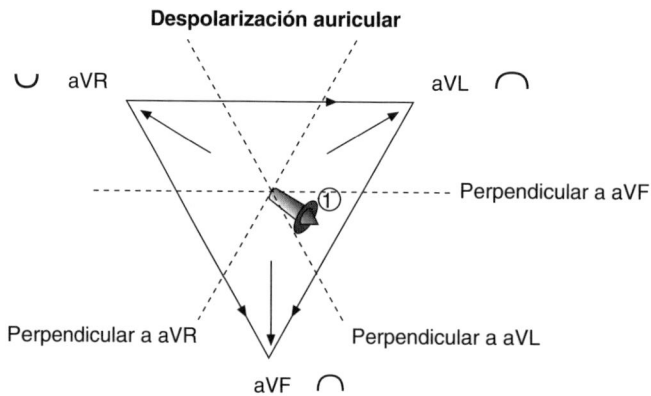

Despolarización ventricular

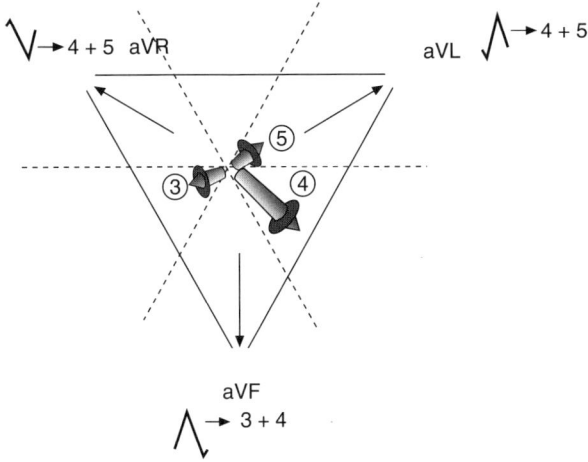

Repolarización ventricular

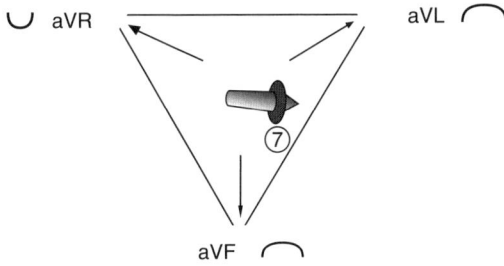

RESUMEN

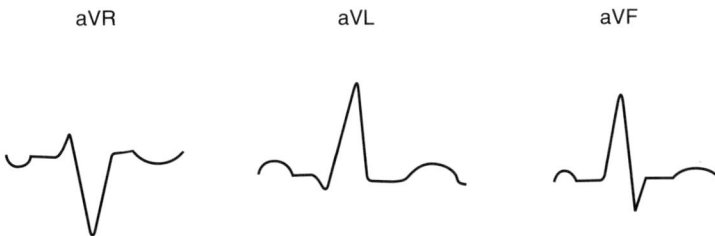

C. DERIVACIONES PRECORDIALES

Se realizan con la misma técnica que las derivaciones de extremidades aumentadas, ya que también son derivaciones unipolares.

Despolarización auricular

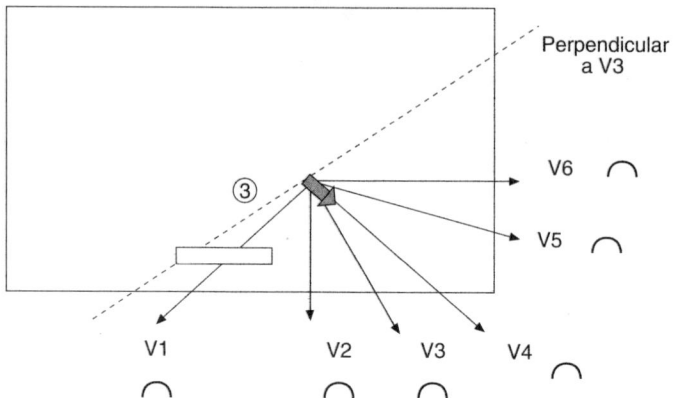

Despolarización ventricular

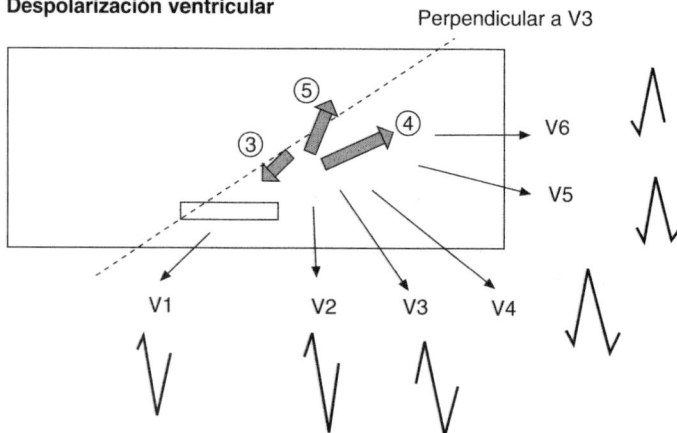

Repolarización ventricular

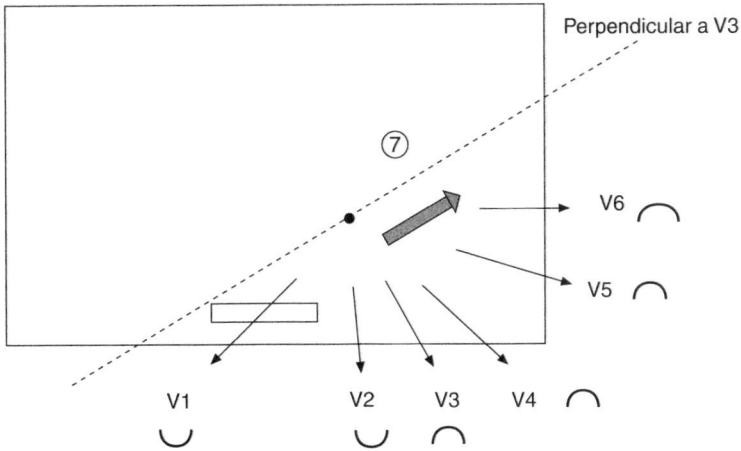

RESUMEN

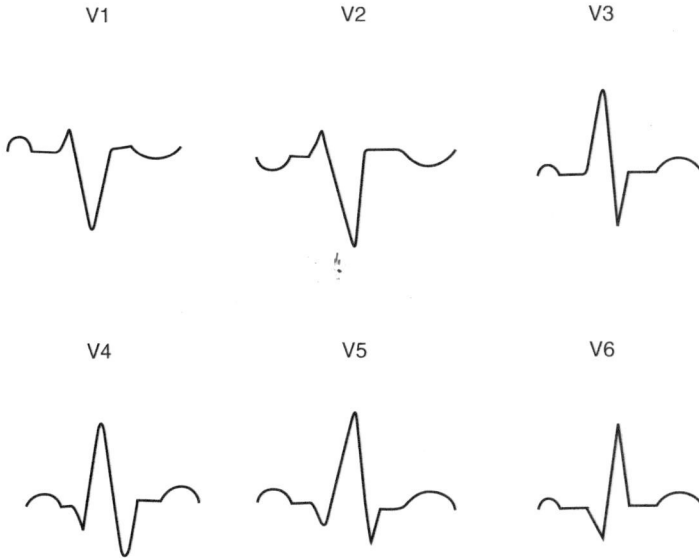

D. REGISTRO DE LAS DOCE DERIVACIONES

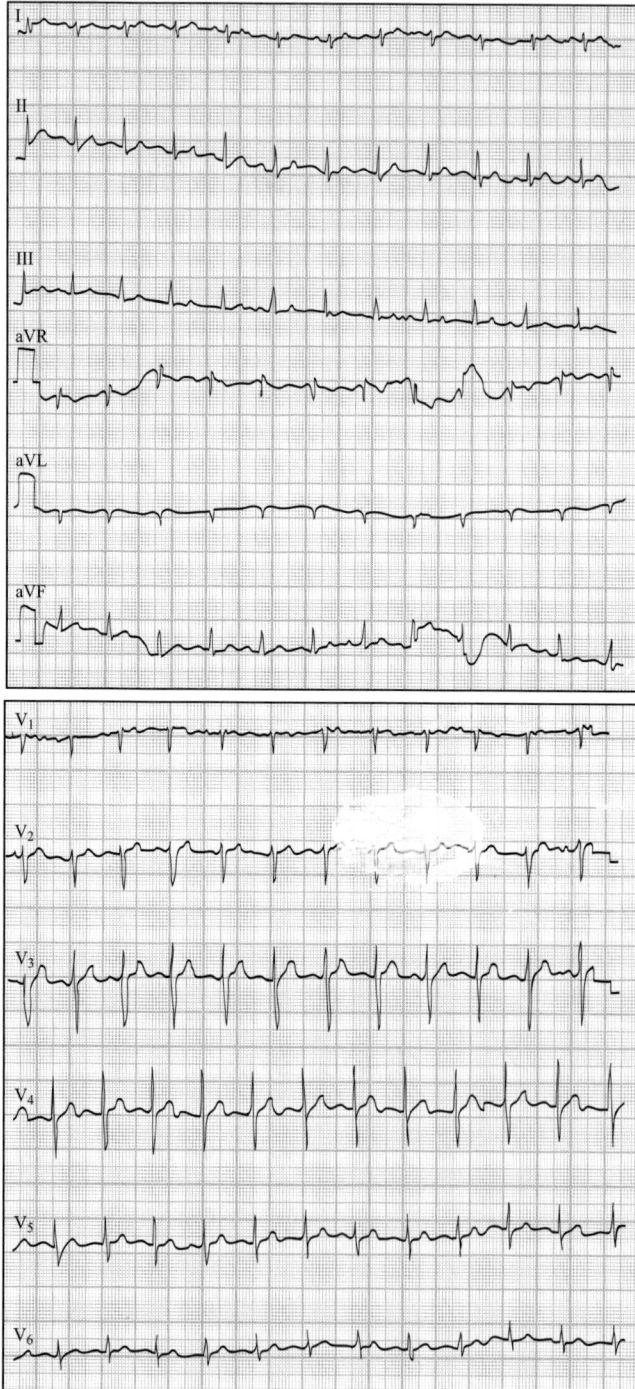

6

Valoración e interpretación
del electrocardiograma

Se debe hacer un estudio sistematizado del ECG, para evitar errores u omisiones importantes:

1. Frecuencia cardíaca.
2. Ritmo cardíaco.
3. Análisis del potencial de acción ventricular.

A. FRECUENCIA CARDÍACA

Es el número de veces que se repite la sístole cardíaca durante un minuto (se entiende como tal el número de veces que se contrae el *ventrículo*).

Si el electrocardiógrafo utilizado no registra mecánicamente la frecuencia cardíaca, lo más seguro es contar el número de intervalos RR (contracciones ventriculares) que hay en un minuto de registro:

1 mm = 0,04 seg.
10 mm = 0,4 seg = 1 cuadrado grande = 1 cm.

1 min = 60 seg.
60 seg/0,4 seg = 150 cuadrados grandes.

Hay que contar el número de *intervalos RR* existentes *en 150 cuadrados grandes*.

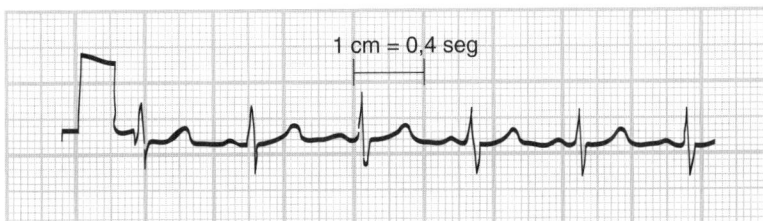

Sin embargo, *si el ritmo cardíaco es estable*, existen otras formas más sencillas de calcular la frecuencia cardíaca. Por ejemplo:

a) Mediante reglillas diseñadas para ello.

b) Contar el número de intervalos RR incluidos en seis segundos y multiplicarlos por 10:

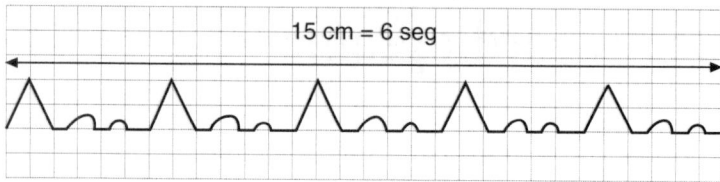

6 seg = 15 cm
RR = 5 en 15 cm
5 × 10 = 50 latidos por minuto

c) Calcular lo que mide un intervalo RR y dividir 60 seg entre este valor:

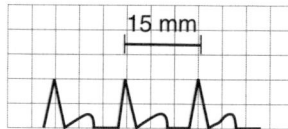

RR = 15 cm
15 × 0,04 seg = 0,60 seg
60 seg/0,6 seg = 100 latidos por minuto

B. RITMO CARDÍACO

El ritmo es la sucesión de sístoles cardíacas.

Para determinar que el latido es rítmico, se confirma la constancia de los *intervalos RR en DII.*

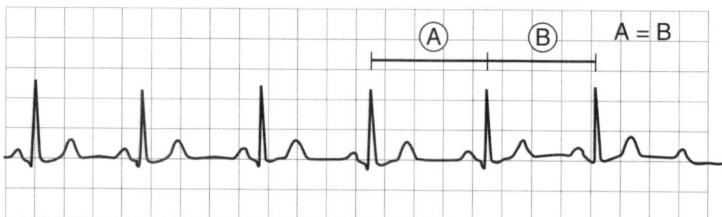

En condiciones normales, lo que determina el ritmo cardíaco es el nodo sinusal.

Para determinar que el marcapasos cardíaco es el nodo SA y que su estimulación es regular, se debe estudiar:

RITMO DE LA ESTIMULACIÓN

Intervalos PP constantes en DII. Identifican el tiempo que transcurre desde que se estimula el nodo sinusal hasta que vuelve a estimularse.

Aumenta con la bradicardia y disminuye con la taquicardia [1].

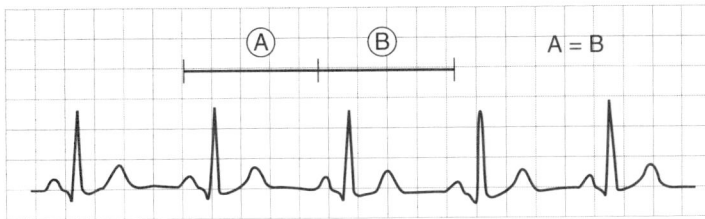

ONDA P

El estudio de esta onda determina si el nodo sinusal es el encargado de despolarizar las aurículas. El vector de despolarización del nodo sinusal es pequeño, anterior, descendente y desviado a la izquierda, por lo que su representación en el ECG debe ser:

Positiva en DI, DII y aVF.
Negativa en aVR.
Positiva o bifásica (por captarse aisladamente los vectores de cada aurícula, que son opuestos) en **DIII y V1**.
Negativa o bifásica en aVL.
De bajo voltaje (2,5 mm) en todas las derivaciones.
De anchura inferiores a 2,5 mm (duración inferior a 0,10 seg) en todas las derivaciones.

En una *taquicardia* puede *no aparecer*, por quedar oculta ante la intensidad de la corriente en los ventrículos o aparecer *mellando* las ondas ventriculares.

P elevada en DII, DIII y aVF: Ante el esfuerzo, al colocarse de pie, en sujetos asténicos y enfisematosos.

P con muesca en su zona alta por captarse los dos vectores auriculares: en la bradicardia, en deportistas, en sujetos vagotónicos, en corazones verticales, ante el hipertiroidismo, la simpaticotonía, la taquicardia sinusal, la hipoxemia y el asma agudo.

---

[1] *Nota de la autora*: A partir de este capítulo aparecen algunos textos en un tipo de letra menor. Dichos textos no forman parte del objetivo de este libro, pero amplían la información de los apartados donde se encuentran, pudiendo ser de utilidad para el lector.

INTERVALO PR

Para determinar que el estímulo auricular es el que determina la contracción ventricular, *cada onda P debe ir seguida* de un espacio PR y, en consecuencia, *de una R.*

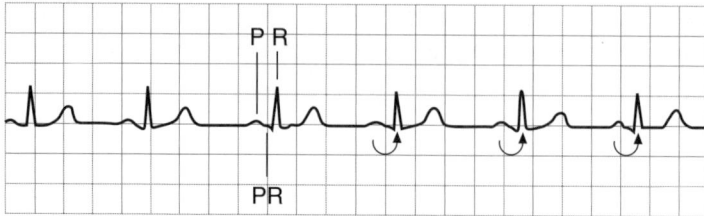

El intervalo PR, comprendido desde el *final de la onda P al inicio de la onda Q o R,* indica el *tiempo que tarda en pasar la electricidad de las aurículas a los ventrículos.*

Debe ser constante y durar entre 0,12 seg y 0,20 (3-5 mm).

Aumenta en el anciano y ante la bradicardia, y disminuye ante la taquicardia.

Su voltaje debe ser nulo, porque en este momento no existe corriente cardíaca (bloqueo del paso en el nodo AV): *Línea isoeléctrica.*

C. ANÁLISIS DEL POTENCIAL DE ACCIÓN VENTRICULAR

ANÁLISIS DEL INTERVALO QT

Indica el *tiempo que dura el potencial de acción ventricular, desde que se despolariza hasta que se repolariza.*

Comprende *desde el inicio de la onda Q o R hasta el final de la onda T.*

Deben durar un máximo de 0,44 seg (11 mm).

Aumenta ante infarto de miocardio, hipocalcemia, hipotiroidismo, tratamientos con quinidina o procainamida.

Disminuye ante hipercalcemia, hiperpotasemia, tratamiento con digitálicos o amiodarona, isquemia miocárdica, bloqueos en la conducción ventricular, posresucitación y taquicardia.

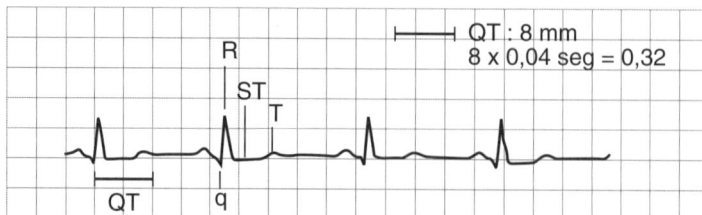

EJE ELÉCTRICO

Es un único vector que representa la despolarización ventricular (sumación de los vectores de despolarización ventriculares: ondas Q, R y S).

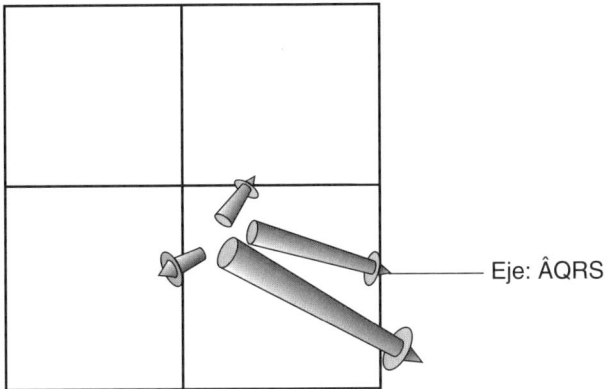

Eje: ÂQRS

Sólo interesa conocer en qué lugar se encuentra en las derivaciones del plano frontal.

Si trasladamos las derivaciones a un punto céntrico común obtenemos una superficie dividida en grados:

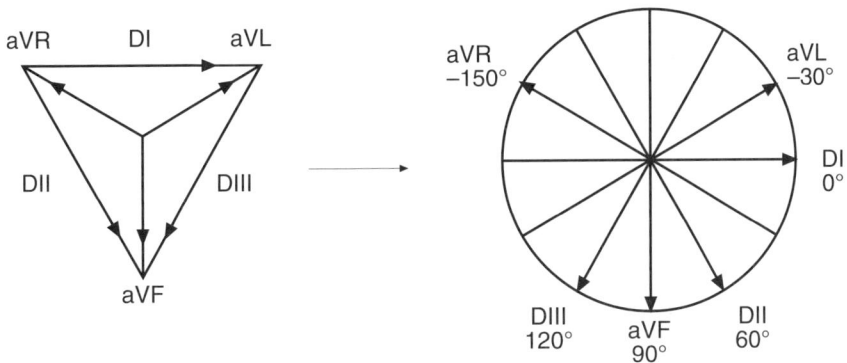

Lo normal es que el eje se encuentre entre **0°** y **90°**.

Eje desviado a la izquierda en sujetos pícnicos, la obesidad y la ascitis.

Eje desviado a la derecha ante el esfuerzo, al ponerse de pie y en recién nacidos, por predominio del ventrículo derecho sobre el izquierdo.

Eje ascendente, izquierdo y posterior en mayores de 70 años.

Para hallarlo:

1.º Se busca la derivación frontal en que el QRS es más positivo, es decir, hacia dónde se dirige ÂQRS.

2.º Se miran las dos derivaciones que rodean a la más positiva: si en una de ellas el QRS es más positivo que en la otra, es que el eje se desvía hacia ella y se determinan los grados.

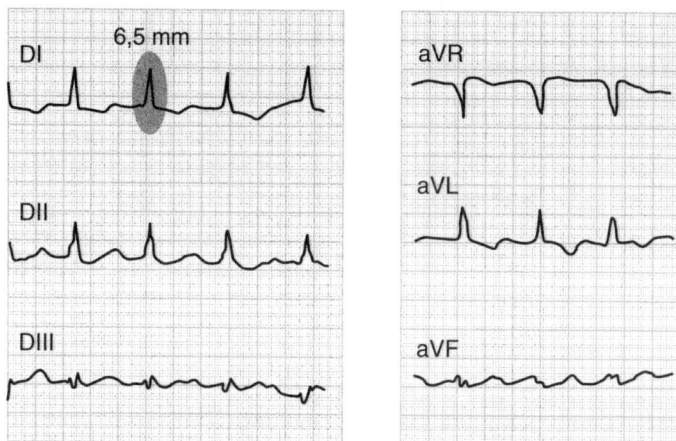

Derivación más positiva: DI
Derivaciones colaterales a DI: aVL y aVR
Eje: entre DI y aVL: −15°

Otra manera de identificar el eje eléctrico es:

1.º Localizar la derivación en la que el QRS es isobifásico, con lo que se determina que el eje es perpendicular a ella.

2.º Comprobar cuál de las derivaciones que estudian su perpendicular es positiva.

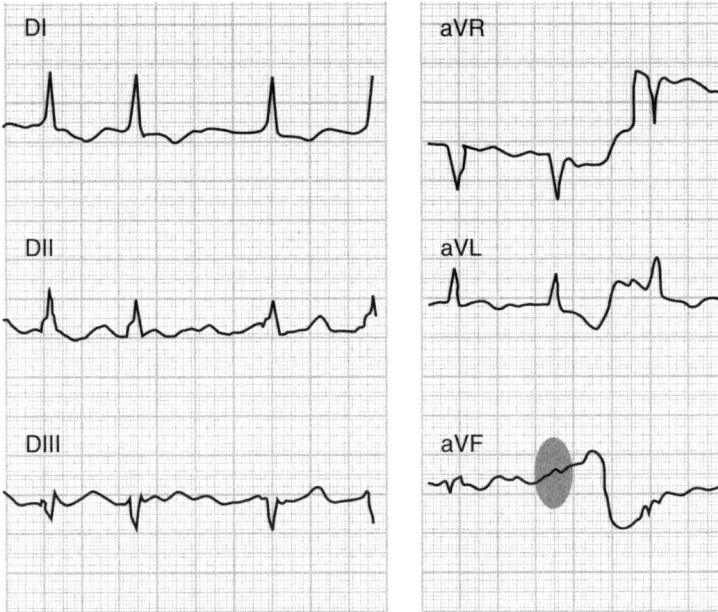

Derivación isobifásica: aVF
Derivación de la perpendicular a aVF: DI
Eje, en la zona positiva de DI: 0°

ANÁLISIS DE LAS ONDAS DE DESPOLARIZACIÓN VENTRICULAR

Se estudia en las derivaciones *DI, DII* y *DIII.*

a) Su *morfología* está en relación con sus vectores, por lo que, si la conducción ventricular es normal, debe representarse:

- qRs en DI, DII, V5 y V6
- qR en DIII y aVF
- rs o rSr en aVR, V1 y V2

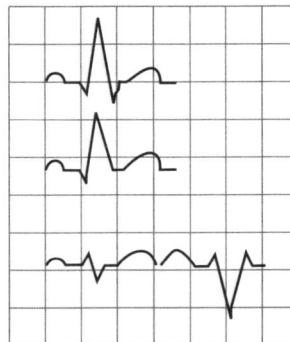

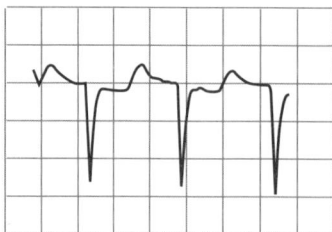

Onda R: aumenta de V1 a V6.
Melladura en V1 y V2 en el tórax en embudo.
Onda S: disminuye de V1 a V6.
En V3 y V4: R = S.
En jóvenes, durante la inspiración: rS.

Hay que prestar especial atención en la relación de voltaje existente entre la onda Q y la R. Para que sean normales:

— q inferior a 2 mm en DI, DII, DIII, aVF, V5 y V6
— q inferior a 1/4 del voltaje de R; e inferior a 4 mm, en DI, DII y aVF
— q inferior a 1/6 del voltaje de R en V5 y V6
— Q mayor a R en DIII (Q disminuye de voltaje en la inspiración profunda)
— única onda Q (onda QS) en aVR, aVF y V2 (en aVF y V2 aparece un rS en la inspiración profunda)
— no debe aparecer onda Q en V1, V2 y V3

b) Su *voltaje* es variable (1 mV, 10 mm).
Inferior en: obesos, enfisema pulmonar, derrame pleural y edema.

c) Su *duración máxima* debe ser de 0,10 seg (2,5 mm).
Disminuye en la taquicardia.

ANÁLISIS DEL SEGMENTO ST

Corresponde a la total despolarización ventricular, por tanto debe representarse mediante una *línea isoeléctrica* (todas las células están cargadas positivamente: corriente nula), al igual que el segmento PQ (retraso del paso de la corriente en el nodo AV) y el intervalo TP (miocardio cardíaco polarizado).

No es patológico que tenga 1 mV de voltaje.

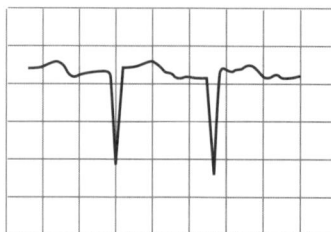

Puede tener concavidad.

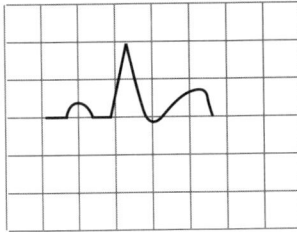

Puede tener un voltaje positivo en bradicardia, raza negra, vagotónicos, deportistas o despolarizaciones precoces.

En la taquicardia y ante el esfuerzo, desciende.

Si no hay onda S, se eleva.

Comprende *desde el final de la onda S al inicio de la onda T*, tiempo que tardan los ventrículos en iniciar la repolarización, desde que se han despolarizado.

ANÁLISIS DE LA ONDA T

Representa la repolarización ventricular.

Debe *ascender lentamente y descender más rápido*.

Tiende a ser simétrica en los cardiópatas.

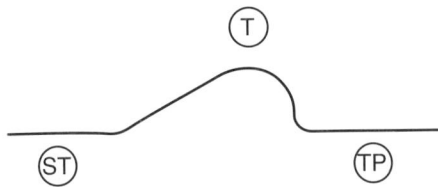

Su **voltaje** debe ser 1/8-2/3 de la onda **R**. En las derivaciones *frontales* debe ser inferior a 6 mm y en las *precordiales*, inferior a 10 mm.

Su vector normal aparece representado:

— **positivo en DI y DII** (en raza negra y mujeres, puede aparecer negativo)
— **bifásico o negativo en DIII, aVF y aVL**
— **negativo en aVR**

Las mujeres de hasta 35 años pueden tener la T negativa en V2.
Hasta los 25 años se puede tener la T negativa en V1 y V2.
En el tórax en embudo la onda T es negativa en V1, V2, V3 y V4.
En los niños, tras las comidas, aparecen ondas T negativas.
En la taquicardia intensa y de larga duración, ante el esfuerzo o al colocarse un sujeto de pie, la T se aplana o se hace muy positiva en DII y DIII.

ONDA U

Se considera la repolarización de los músculos papilares.
Generalmente *no aparece, salvo en V3, V4 y aVL.*
Es aplanada, redondeada, posterior a la T y positiva, excepto en DIII que es negativa.

Aumenta su anchura en la bradicardia, alteraciones metabólicas y ante el esfuerzo.
Disminuye y se hace poco pronunciada en la taquicardia.

7

Alteraciones patológicas
en el electrocardiograma

Como se ha podido apreciar en el capítulo anterior, existen causas que alteran el ECG que no son de origen cardíaco y pueden inducir a error al interpretarlo, por lo que hay que tener en cuenta que esta técnica *no se puede utilizar como única medida diagnóstica.*

Algunas de estas «otras causas» que alteran el ECG normal son:

a) Colocación errónea de los electrodos. Al colocarlos erróneamente, los conductos eléctricos de estudio son diferentes y ven los vectores cardíacos desde otro punto, lo que hace que su representación electrocardiográfica también sea diferente.

b) Contracciones musculares del sujeto. La contracción muscular viene acompañada de un potencial de acción que puede ser captado por el electrocardiógrafo. Aparece una oscilación de alta frecuencia.

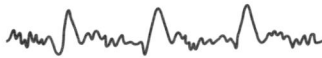

c) Hipotermia. Además del artefacto del temblor (contracción muscular), se puede apreciar una onda pequeña que mella el final del QRS.

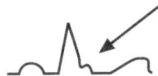

d) *Parkinson.* Produce unas contracciones musculares involuntarias y rítmicas.

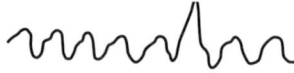

e) *Enfermedades sistémicas.* Existen procesos generalizados cuya patogeneidad se basa en depositar sustancias en el miocardio, provocándole arritmias y bloqueos de la conducción.

— *Derrame pericárdico maligno.* Fibrilación auricular con respuesta ventricular elevada y complejos QRS de bajo voltaje.
— *Tirotoxicosis* (intoxicación producida por actividad excesiva del tiroides). Fibrilación auricular con respuesta ventricular elevada.
— *Mixedema* (hinchazón de manos, cara, pies y lengua, provocada por cúmulo de sustancia coloidea proteínica). Bradicardia sinusal, alteraciones de la ST y la T.
— *Hipopotasemia.* Alargamiento del QT, aplanamiento de la T y aparición de U o desviación del ST y bloqueo.
— *Hiperpotasemia.* Aplanamiento de la P, pérdida de ST y T picuda.
— *Alteración de los niveles del magnesio.* Alteraciones parecidas a las del potasio.
— *Hipocalcemia.* Prolongación del QT.
— *Carditis reumática grave.* Prolongación del QT.
— *Neoplasia.* Fibrilación auricular y bloqueos cardíacos.

f) *Tratamientos farmacológicos*

— *Digital.* Bloquea la conducción auriculoventricular, para disminuir la respuesta ventricular ante la fibrilación auricular. Un exceso de digital puede bloquear excesivamente este paso, acortar el QT, desviar el ST, alterar la T y producir cualquier tipo de arritmia.
— *Quinidina, lidocaína, disopiramida, etc.* Taquicardia ventricular con complejos ventriculares de distintas morfologías, por vías de conducción variables.
— *Antidepresivos.* Arritmas.
— *Litio.* Bradicardia y alteraciones de T.

Teniendo esto presente, vamos a pasar a exponer las alteraciones electrocardiográficas más importantes.

A. CONTRACCIONES CARDÍACAS ANORMALES

Células ectópicas (fuera del nodo sinusal), emiten impulsos inapropiados durante el ritmo cardíaco. El vector que producen en su sincitio es distinto al normal, por lo que su morfología en el ECG será distinta.

Se emplean tres términos para definirlas:

a) *Contracción prematura.*
b) *Extrasístole (E.S.).*
c) *Latido ectópico.*

Pueden ser *monofocales* (originadas siempre en una misma zona) o *multifocales* (originadas en distintas zonas), de peor pronóstico.

Monofocales: al ser de una misma zona, tendr·n la misma morfología entre sí.

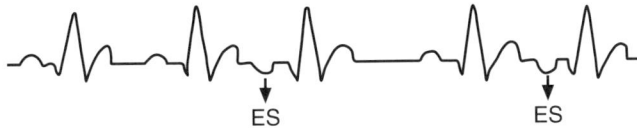

Multifocales: al ser de distintas zonas, tendr·n diferentes morfologías. Riesgo de fibrilar.

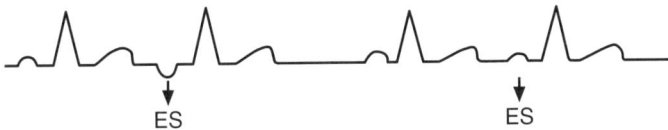

Pueden aparecer *aisladas*, con una *cadencia* (bigeminismo, trigeminismo), en *parejas* o en *salvas*.

Aisladas.

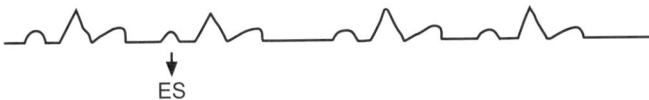

Bigeminismo. Una sístole normal - una extrasístole - una sístole normal - una extrasístole.

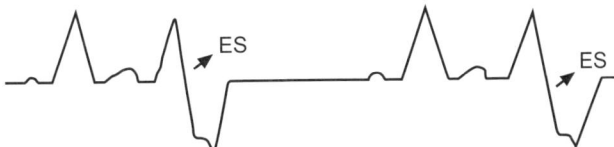

Trigeminismo. Dos sístoles normales - una extrasístole - dos sístoles normales - una extrasístole.

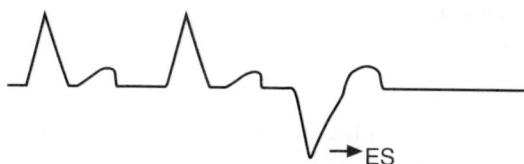

ES

Parejas. Sístole normal - dos extrasístoles. Pueden provocar la fibrilación del sincitio.

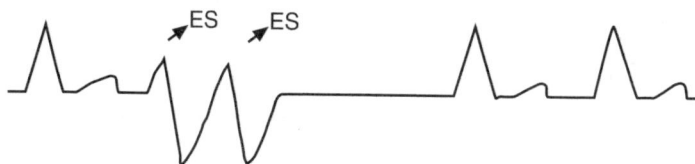

ES   ES

Salvas. Sístole normal - tres o más extrasístoles (se puede considerar taquicardia de la zona extrasistólica). Si aparecen más de seis, pueden provocar una fibrilación del sincitio.

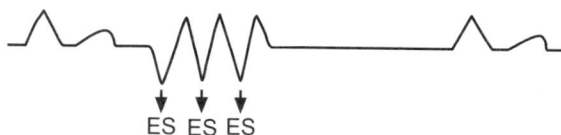

ES ES ES

Causas

a) *Zona isquémica.* El impulso generado en el nodo sinusal viaja lento en esta zona, por lo que el resto de células ya están repolarizadas del estímulo cuando de la zona sale el impulso y las vuelve a despolarizar (señal de reentrada).

Nodo   Zona
sinusal isquémica

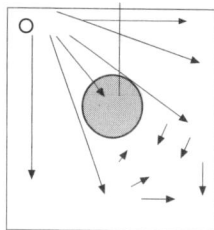

1. Se transmite el impulso de despolarización. La zona isquémica no llega a despolarizarse.

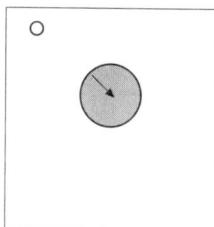

2. Las células se repolarizan, mientras en la zona isquémica sigue viajando la despolarización.

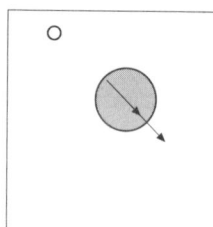

3. Las células están polarizadas y el impulso de despolarización sale de la zona isquémica dando otra despolarización.

b) Irritación por compresión de la zona (introducción de un catéter en el corazón, calcificación).

c) Irritación tóxica (café, alcohol).

d) Otras. Acidosis, hipocalcemia, toxicidad digital, etc.

TIPOS DE EXTRASÍSTOLES

SUPRAVENTRICULARES

Están producidas *por encima de la pared auriculoventricular.*

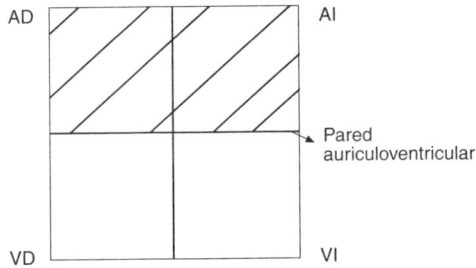

Al provocarse un impulso desde un punto distinto al nodo sinusal, el origen del vector y su dirección son distintos a los normales, dando una onda *P distinta* (salvo que el punto se encuentre tan cerca del nodo sinusal que sus vectores sean prácticamente iguales).

Estímulo sinusal: Estímulo extrasistólico:

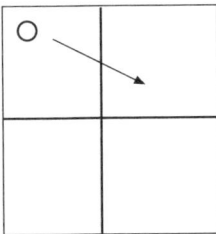

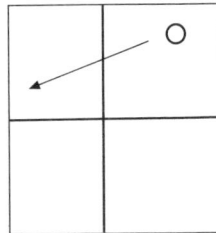

El *segmento PQ* se acorta a medida que el foco extrasistólico se muestra más cerca de los ventrículos (tarda menos tiempo en alcanzarlos).

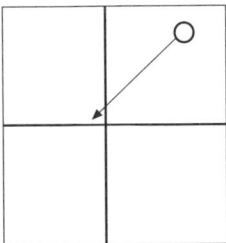

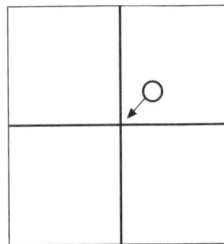

Pausa compensatoria incompleta: Línea isoeléctrica que sigue a una extrasístole.

El estímulo extrasistólico despolariza el nodo sinusal, por lo que no puede generar un impulso cuando debe (está en período refractario), teniendo que retrasarlo.

Se dice que es incompleta porque los dos intervalos PP, en medio de los cuales se encuentra la P extrasistólica, mide *menos* que dos intervalos PP normales.

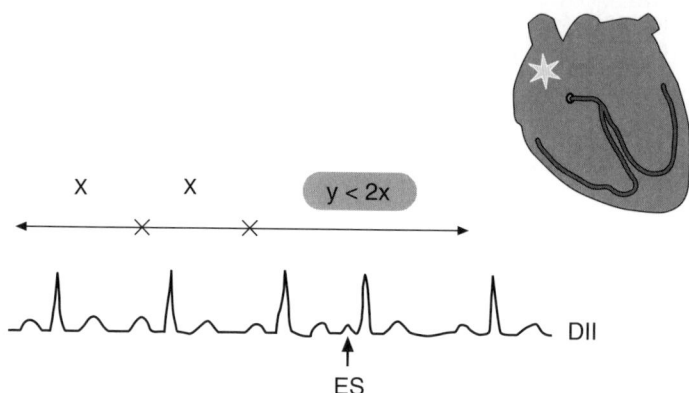

El resto del complejo (QRST) es normal, ya que su paso eléctrico no esta alterado.

Auriculares

Se produce un impulso en una zona de la aurícula que no es el nodo sinusal ni el nodo AV.

Diagnóstico

a) La *onda P* del extrasístole será *distinta* de la normal (el vector depende del origen del impulso), salvo que su cercanía a éste sea importante (genera un vector prácticamente igual).

b) El *segmento PQ* depende del foco extrasistólico (cuanto más cerca esté del nodo AV más corto será, porque tarda menos tiempo en alcanzar los ventrículos).

c) *Pausa compensatoria incompleta.*

Tratamiento. Sólo se tratan las graves con digital, amiodarona, etc.

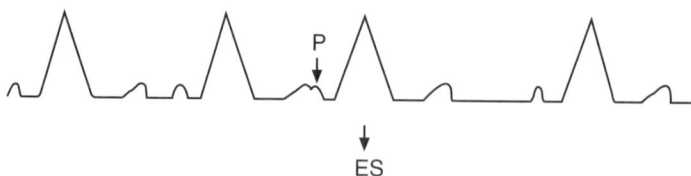

Nodales

El estímulo extrasistólico lo genera el nodo AV.

La propagación del impulso puede ser hacia las *aurículas* (generando *una P invertida* en casi todas las derivaciones, por el sentido que toma el vector) y hacia los *ventrículos* (con un segmento *PQ corto* por proximidad y un QRS de morfología normal) o puede ser sólo hacia los *ventrículos* (*no aparece P* y aparece un QRS normal).

Nodo sinusal

Nodo AV

Vector auricular alterado

Vector ventricular normal

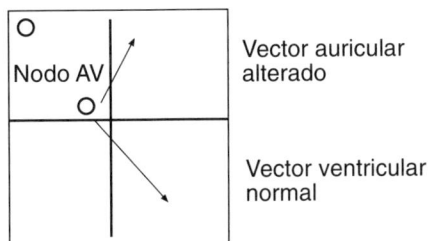

Tratamiento. Sólo se trata si es por intoxicación digitálica.

Diagnóstico

a) *Ritmo nodal alto.* El foco se encuentra en la cabeza del nodo AV. Se despolarizan las aurículas y luego los ventrículos: aparece una P invertida en varias derivaciones, un PQ corto y un QRS normal.

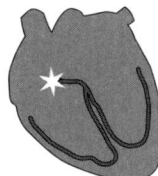

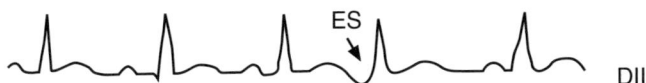

ES

DII

b) *Ritmo nodal medio.* El foco se encuentra debajo del centro nodal, en el centro de la unión con el haz de Hiss. Se produce la despolarización auricular y la ventricular simultáneamente. La onda P queda en el complejo QRS, modificándolo levemente o sin apreciarse.

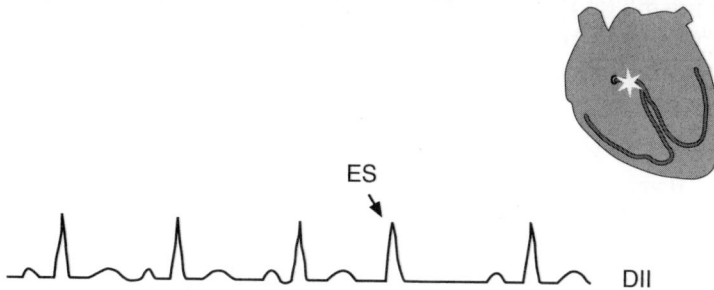

c) *Ritmo nodal bajo.* El foco se encuentra en la zona baja del tejido de unión. Los ventrículos se despolarizan antes que las aurículas: primero aparece el complejo QRS (normal) y luego la onda P invertida.

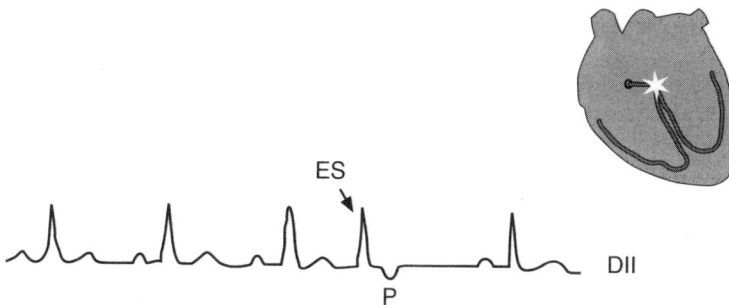

VENTRICULARES

Al producirse el estímulo en los ventrículos y éstos no estar comunicados con las aurículas para transmitírselo (en condiciones normales), el complejo *no tendrá onda P.*

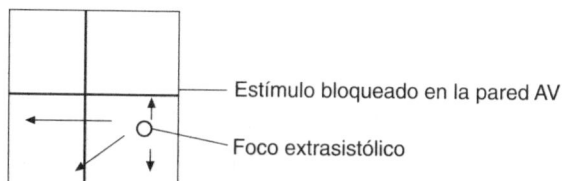

Estímulo bloqueado en la pared AV

Foco extrasistólico

Los *QRS serán anchos* porque se conducen por las propias células miocárdicas, que son más lentas que el sistema de Purkinje, salvo que el foco esté en la pared interventricular, en la parte alta de las ramas, con lo que se conduciría de manera normal.

El *voltaje aumentará.* Lo normal es que el estímulo alcance los dos ventrículos al mismo tiempo, anulándose parte de los vectores. Ante el extrasístole, el estímulo viaja en una sola dirección, no se anulan vectores entre sí y el vector ventricular es mayor.

Normal: el estímulo aparece desde la pared interventricular (vector del ventrículo izquierdo mayor que el del derecho por tener más masa muscular).

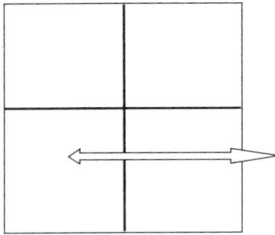

Anormal: el estímulo corre de izquierda a derecha, evitándose la anulación de vectores.

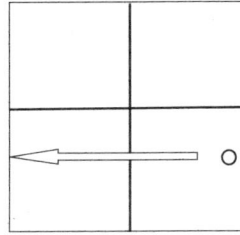

Vector de sumación

Las *ondas T serán opuestas al QRS:* al despolarizarse lentamente, la zona que primero se despolarizó será la primera que pueda repolarizarse, cambiándose el sentido del vector de repolarización.

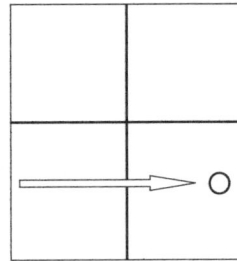

Despolarización

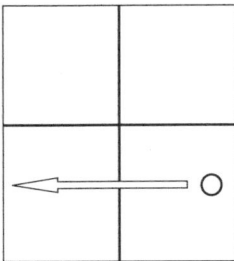

Repolarización

Las extrasístoles ventriculares tienen riesgo de producir una *fibrilación* ventricular, además de lo expuesto para todas las extrasístoles, cuando aparecen durante el *período refractario relativo* ventricular (el punto alto de la onda T).

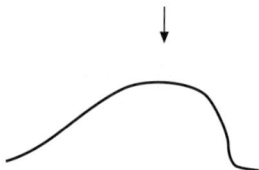

Pausa compensatoria completa. La suma de dos intervalos RR normales es igual a la suma de los dos intervalos RR cuyo centro es la R extrasistólica. El ritmo auricular no se ve afectado: existe una P oculta en la extrasístole que no conduce al ventrículo por estar éste en actividad.

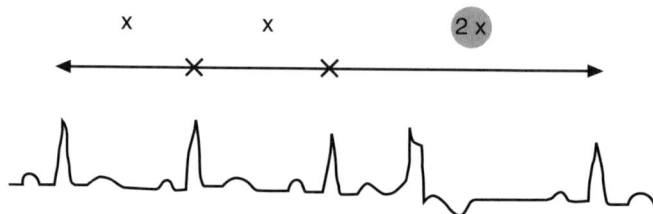

Tratamiento. Amiodarona.

Ventricular derecho

Los ventrículos se contraen prematuramente. El vector de despolarización ventricular cambia (de derecha a izquierda) y alarga el tiempo del paso de la corriente por los ventrículos.

Diagnóstico en DI

a) *QRS positivos* (el vector se acerca al electrodo de estudio), *anchos y morfológicamente distintos a los normales.*

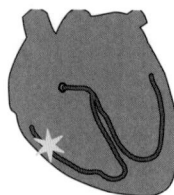

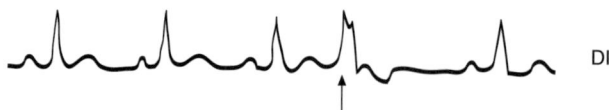

DI

b) *ST y T negativos.*
c) *Pausa compensatoria completa.*

Ventricular izquierdo

Los ventrículos se contraen prematuramente, con un vector de izquierda a derecha.

Diagnóstico en DI

a) *QRS ancho, invertido* (el vector se aleja del electrodo en estudio) *y morfológicamente distinto a los normales.*
b) *ST y T positivos.*
c) *Pausa compensatoria completa.*

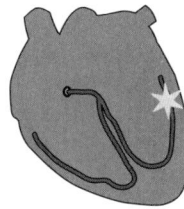

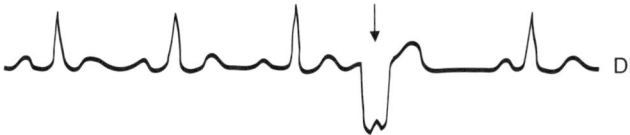

B. ALTERACIONES DEL RITMO SINUSAL

ARRITMIA SINUSAL

Variación de la frecuencia con que produce la estimulación el nodo sinusal. Se diagnostica por *intervalos PP irregulares* (ello implica que también lo sean los RR).

Las ondas P serán iguales y, como la conducción a los ventrículos es la habitual una vez que se ha generado el impulso, el resto de la morfología electrocardiográfica será normal.

Generalmente provocada por la respiración (no es grave):

a) Aumenta la frecuencia con la inspiración.
b) Disminuye la frecuencia con la espiración.

Tratamiento. No precisa.

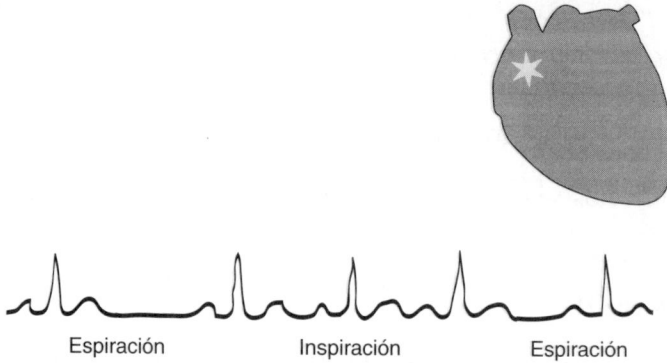

Espiración   Inspiración   Espiración

MARCAPASOS MIGRATORIO O ERRANTE

El marcapasos cardíaco, que en condiciones normales es el nodo sinusal, cambia de posición en cada latido (no es grave).

Con frecuencia sucede en dirección al nodo AV y, cuando alcanza éste, regresa al nodo sinusal.

Diagnóstico

a) Aparición de *ondas P de diferentes morfologías* (dependiendo de cuál sea el origen del estímulo, así será el vector). Pueden llegar a verse enmascaradas por el QRS o mellarlo, cuando el marcapasos se encuentra en una zona cercana a la pared auriculoventricular.

b) *El PR se va acortando progresivamente* si el marcapasos se dirige hacia el nodo AV (el origen del estímulo cercano a los ventrículos hace que tarde menos tiempo en alcanzarlos).

La morfología de la estimulación ventricular será normal.

Causa. Alteración de la estimulación simpática y parasimpática.

Tratamiento. No precisa.

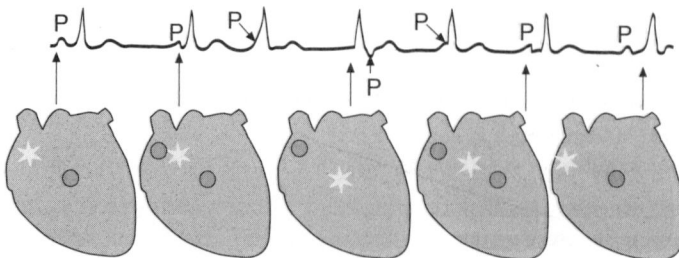

BRADICARDIA SINUSAL

El nodo sinusal origina impulsos a una frecuencia *inferior* a 60 latidos por minuto.

El nodo sinusal está bajo el control del *sistema nervioso central,* por lo que algunas de sus arritmias pueden estar provocadas por él:

a) El sistema nervioso *parasimpático* provoca una *depresión* (disminución de la frecuencia de estimulación).
b) El sistema nervioso *simpático* provoca una *excitación* (aumento de la frecuencia de estimulación).

Se diagnostica calculando la frecuencia cardíaca.

Los *intervalos PP son largos* (indican el tiempo que tarda en estimularse el nodo sinusal de una vez a otra).

Las ondas P son iguales ya que el origen del impulso es siempre el mismo.

El resto de parámetros electrocardiográficos es normal.

Frecuente en:

a) Sistema parasimpático hiperactivo.
b) Hipotiroidismo.
c) Tratamiento con digital.

Tratamiento. Si la frecuencia llega a ser tan baja que no se expulsa suficiente sangre por minuto a la circulación, se administra atropina o se coloca un marcapasos.

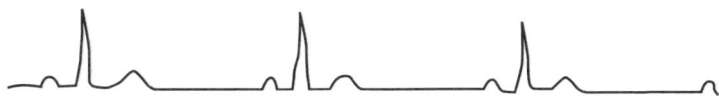

TAQUICARDIA SINUSAL

El nodo sinusal origina impulsos con una frecuencia *superior a los 100* latidos por minuto.

Se diagnostica calculando la frecuencia cardíaca.

Las ondas P son iguales aunque, dependiendo de la frecuencia, pueden quedar enmascaradas por el QRS o mellarlo.

El resto de parámetros es normal.

Características

a) Ralentizamiento de la frecuencia durante la compresión del lecho carotídeo y retorno gradual a su frecuencia tras cesar la compresión.
b) Algunas variaciones en los intervalos RR.

Frecuente en:

- *a*) Sistema simpático hiperactivo.
- *b*) Bloqueo del sistema parasimpático.
- *c*) Tras el ejercicio.
- *d*) Tras fumar.
- *e*) Hipertiroidismo.
- *f*) Ansiedad.
- *g*) Toxicidad.
- *h*) Fiebre.
- *i*) Anemia.
- *j*) Enfermedades cardíacas y pulmonares.

Tratamiento. Se intenta corregir tratando su causa.

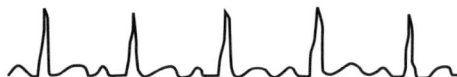

ENFERMEDAD DEL SENO

Síndrome de bradicardia-taquicardia.

Tratamiento. Marcapasos definitivo (el tratamiento de la taquicardia está contraindicado).

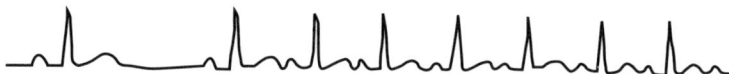

C. ALTERACIONES DEL RITMO ECTÓPICO

TAQUICARDIA ECTÓPICA

Taquicardia provocada por un grupo de células fuera del nodo sinusal, que se adueña de la función de marcapasos cardíaco, a una frecuencia superior a 100 latidos por minuto.

Suele ser paroxística (intensificación brusca y transitoria de la frecuencia cardíaca).

Supraventricular

La zona que produce la taquicardia se encuentra en las aurículas, por encima de la pared auriculoventricular.

Causas:

a) *Señal de reentrada* en parte de las fibras del nodo AV.

b) Existencia de una *fibra de conducción anormal* (*haz de Kent*) que comunica las aurículas con los ventrículos.

El estímulo, en lugar de morir al despolarizar los ventrículos, se vuelve a transmitir a las aurículas (círculo cerrado de conducción de un mismo estímulo).

Puede transmitirse la excitación a los ventrículos desde el fascículo anómalo y volver a las aurículas por el haz de Hiss o a la inversa.

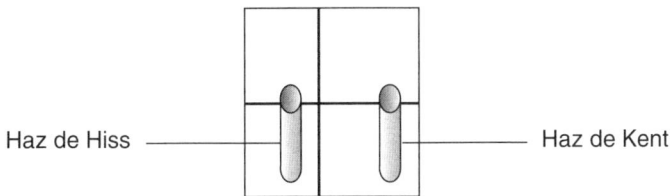

Haz de Hiss ———— Haz de Kent

La morfología de las ondas será como la de una extrasístole supraventricular sin pausa compensatoria (no se espera a que aparezca un estímulo del nodo sinusal).

Al ser una frecuencia elevada, la P puede quedar enmascarada en el QRST o mellarlo.

Suele revertir con el masaje carotídeo (al disminuir la frecuencia, se pueden ver las ondas P, pudiendo determinarse el foco extrasistólico y diferenciar la taquicardia extranodal de una de origen sinusal).

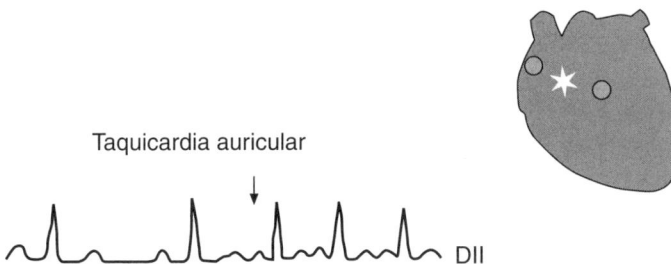

Taquicardia auricular

DII

Al tener una elevada frecuencia de excitación, estas células puede que no conduzcan siempre a los ventrículos, apareciendo ondas P sin QRS (bloqueo auriculoventricular). Esto es así porque pueden encontrar el nodo AV en período refractario absoluto (sus fibras conducen más lentamente que el resto de fibras de Purkinje, para permitir que las aurículas se contraigan antes que los ventrículos, por lo que también se repolariza con posterioridad a las aurículas).

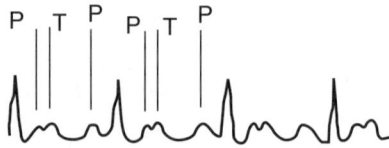

Bloqueo 2:1
Cada 2 contracciones auriculares,
sólo 1 contracción ventricular

La taquicardia supraventricular puede no ser provocada por un solo punto ectó-pico, sino por varios *(taquicardia auricular multifocal o caótica),* lo que provo-caría, sumándose a lo anteriormente descrito, que las *ondas P* fueran *distintas* entre sí y que *los PR y los RR* fueran *variables*.

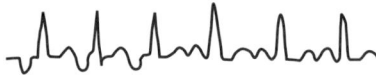

Tratamiento. Digital, amiodarona, verapamil.

Ventricular

El marcapasos se encuentra en un ventrículo.

La morfología de los complejos ventriculares será como la de las extrasísto-les ventriculares sin pausa compensatoria.

Existirá una *disociación* auriculoventricular: las aurículas se contraen al ritmo que estimula el nodo sinusal, mientras los ventrículos lo hacen al ritmo que marca el foco ectópico, apareciendo intervalos PP regulares (las ondas P pueden quedar enmascaradas por el QRS o mellarlo) y RR regulares, pero a *dis-tinta frecuencia*.

Suele ir asociada al tratamiento con digital, quinidina o procainamida.

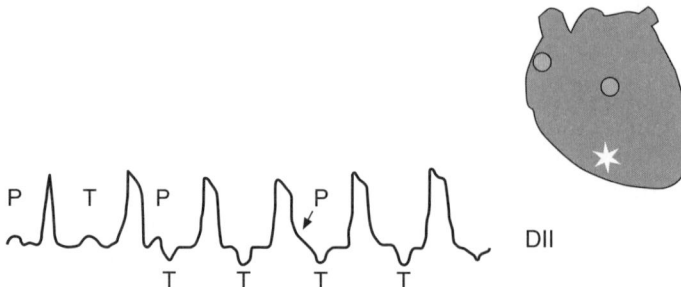

También se denomina taquicardia ventricular al ritmo cardíaco originado en los ventrículos a una frecuencia inferior a 100, pero superior al ritmo ventricular normal (20-40): *RIVA*.

Al igual que en las aurículas, se puede dar una taquicardia multifocal.

Tratamiento. Amiodarona, cardioversión.

FLÚTER

Es una vibración o pulsación rápida *(aleteo)*.

Auricular

Una zona auricular se transforma en *marcapasos* a una frecuencia de unos 220 latidos por minuto, que conduce a los ventrículos con un *bloqueo AV constante* (generalmente 2:1, 3:1 ó 4:1).

La morfología de los complejos es como la de la extrasístole auricular sin línea compensatoria. La P es distinta a la sinusal y se denomina onda *F*.

El grupo de ondas F da la apariencia de *dientes de sierra*.

Suele estar asociado con corazón arteriosclerótico, hipertiroidismo y reumatismo cardíaco.

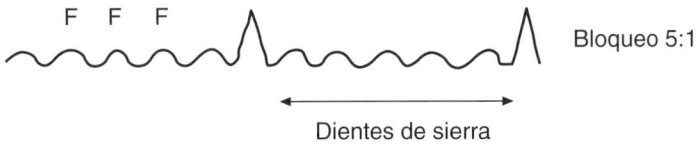

F   F   F   Bloqueo 5:1

Dientes de sierra

Si existen dientes de sierra pero la conducción a los ventrículos es irregular (intervalos RR irregulares), se denomina *fibriloflúter*.

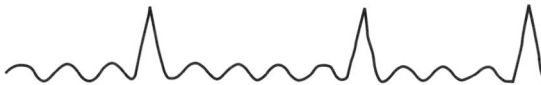

Tratamiento. Digital, quinidina, verapamil, cardioversión.

Ventricular

Una zona ventricular se transforma en el *marcapasos* a una frecuencia elevada.

Los **QRST** son *aberrantes (sin ST ni T)*, de *alto voltaje y anchos.*

Las *contracciones auriculares* quedarán *enmascaradas* o *mellarán* el complejo ventricular (existe una *disociación* entre las aurículas y los ventrículos: las aurículas se contraen a su velocidad normal sin conducir a los ventrículos, que van a otra velocidad).

Es muy peligroso porque degenera en fibrilación ventricular.

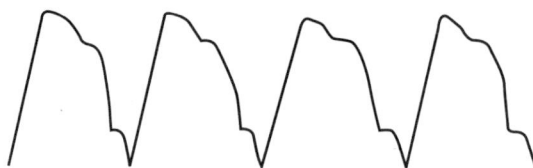

Tratamiento. Desfibrilación.

FIBRILACIÓN

Es una actividad muscular anómala producida por estímulos *multifocales incoordinados* (frecuencia de estimulación de unas 400 veces por minuto) con *coexistencia de fibras en reposo y excitadas.*

Auricular

Distintos focos ectópicos auriculares mandan impulsos. No todas las células auriculares pueden estimularse por uno de ellos, ya que pueden encontrarse en período refractario por otro impulso extrasistólico, lo que hace que las aurículas no se puedan contraer unísonamente. Esto ocasiona *ondas auriculares irregulares* (dependen del lugar donde se genere el impulso, de la cantidad de células que estimulen y de hacia dónde se haya conducido).

Todos los impulsos no conducen a los ventrículos porque encuentran el nodo AV en período refractario, lo que hace que se conduzca con un bloqueo AV irregular, que ocasiona *intervalos RR irregulares.*

La morfología de los QRST es normal, ya que a partir del nodo AV la transmisión está conservada.

Puede llegar a ser grave si no transmite el impulso con suficiente frecuencia a los ventrículos (las aurículas son incapaces tanto de llenarse completamente de sangre, como de enviarla a los ventrículos por completo, lo que puede llegar a provocar una disminución vital del flujo sanguíneo.)

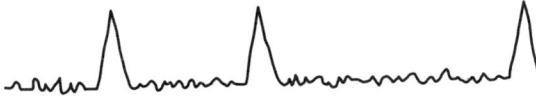

Tratamiento. Verapamil, quinidina, digital y cardioversión.

Ventricular

Sucede lo mismo que en la fibrilación auricular, pero a nivel ventricular, lo que provoca una *parada cardíaca* por falta de eyección de sangre a los vasos.

En el ECG aparecen complejos como los del flúter ventricular, pero de *bajo voltaje e irregulares* (un estímulo no conduce a todo el ventrículo).

Tratamiento. Desfibrilación.

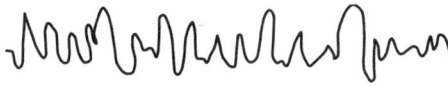

D. BLOQUEOS

Bloqueo: Interrupción u obstrucción de la transmisión del estímulo.

La conducción puede resultar alterada en cualquier punto de su recorrido por el corazón.

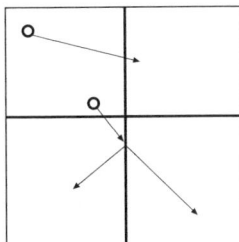

PARADA SINUSAL

El nodo sinusal está *incapacitado para generar un impulso*, lo que provoca una *parada cardíaca* (no existe eyección de sangre a la circulación por falta de estímulo que produzca la contracción de los ventrículos).

En condiciones normales, tras un tiempo sin estímulo cardíaco (línea isoeléctrica) otra zona del corazón toma la función de marcapasos *(escape)*, con lo que se originan complejos cuya morfología es la de la extrasístole de la zona que lo provoca, sin pausa compensatoria.

Generalmente es el nodo AV, ya que tiene una frecuencia de excitación (40-60 p.m., aunque, como cualquier otra zona, *pueda sobreestimularse y provocar una taquicardia*) superior a la de los ventrículos (20-40 p.m.: bombean insuficiente sangre por minuto a los tejidos).

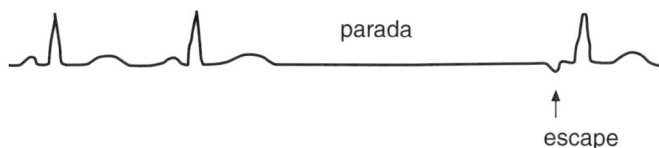

> **Tratamiento.** Si no hay ritmo de escape o éste es insuficiente, se trata con atropina, marcapasos o masaje cardíaco.

BLOQUEO SINOAURICULAR

Existe un bloqueo en el *paso del estímulo del nodo sinusal a las aurículas*.

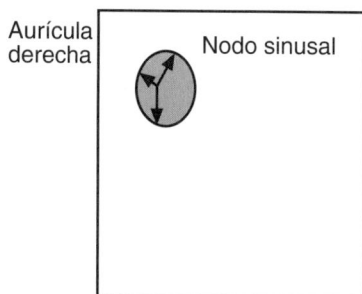

Las células del nodo sinusal encuentran bloqueada
la salida del estímulo a las aurículas.

Clasificación

a) De *primer grado:* intervalo *PP prolongado* por enlentecimiento de la transmisión del nodo a las aurículas. Parece una bradicardia sinusal.

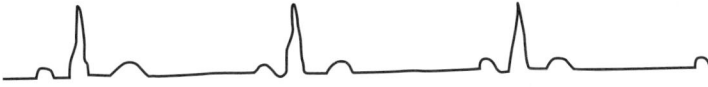

b) De *segundo grado: ausencia* ocasional de una *P* (existe un estímulo sinusal que no se transmite por bloqueo completo: no existe P ni QRS), por lo que aparece una pausa en el ECG (no hay corriente: línea isoeléctrica).

Tipos:

b.1) *Tipo I o Wenckebach.* Se van alargando los PP progresivamente hasta que una P no aparece (pausa).

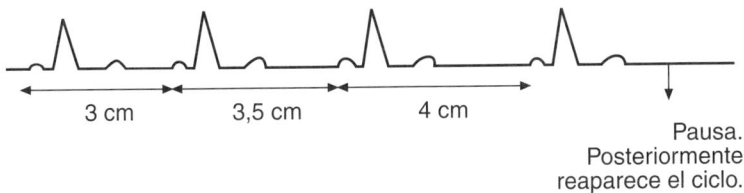

3 cm   3,5 cm   4 cm

Pausa.
Posteriormente
reaparece el ciclo.

b.2) *Tipo II.* Los PP son largos y, súbitamente, una P no aparece.

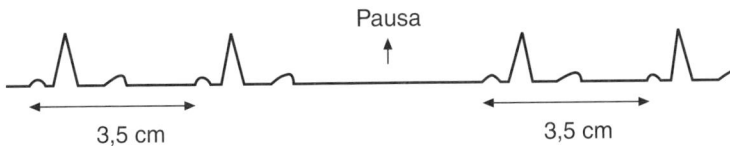

Pausa

3,5 cm   3,5 cm

c) De *tercer grado.* La conducción a las aurículas no se produce, lo que provoca una *parada cardíaca* por falta de contracción ventricular.
(En condiciones normales se evita la parada al aparecer un ritmo de escape.)
No se puede apreciar en un electrocardiograma, porque parece una parada sinusal.

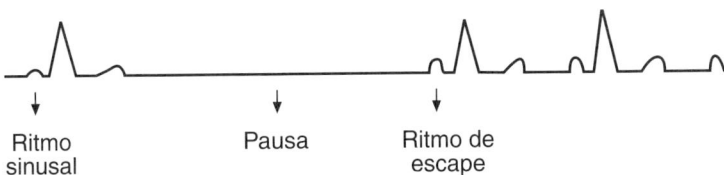

Ritmo
sinusal   Pausa   Ritmo de
escape

Tratamiento. Si precisa, se trata con marcapasos o atropina.

BLOQUEO AURICULOVENTRICULAR

A la altura del nodo AV, la transmisión del estímulo a los ventrículos está interrumpida o enlentecida.

Aparecen ondas P normales y *alteración del PQ*, que es el que identifica este paso de la transmisión.

El PQ normal es de 0,16 seg, aunque aumenta en las frecuencias cardíacas bajas y disminuye en las altas.

Se considera un PQ alargado el superior a 0,20 seg. Si llega a ser de 0,45 seg, se bloquea el impulso completamente.

Causas:

a) Isquemia auriculoventricular.
b) Compresión auriculoventricular por cicatriz o calcificación.
c) Inflamación.
d) Aumento de la estimulación del vago.

Clasificación

a) De *primer grado*. Intervalo *PR prolongado* (0,20-0,25 seg), por enlentecimiento de la transmisión a los ventrículos.

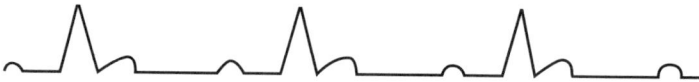

b) De *segundo grado*. Intervalo PR prolongado (0,25-0,45 seg), con *ausencia* ocasional de un complejo *QRS* (existe una onda P, contracción auricular, sin respuesta ventricular), por bloqueo completo de la transmisión a los ventrículos en un momento dado.

Tienen el riesgo de provocar un bloqueo de tercer grado.

Tipos:

b.1) Mobitz I o Wenckebach: se van alargando los PQ progresivamente hasta que una P no conduce a los ventrículos (pausa).

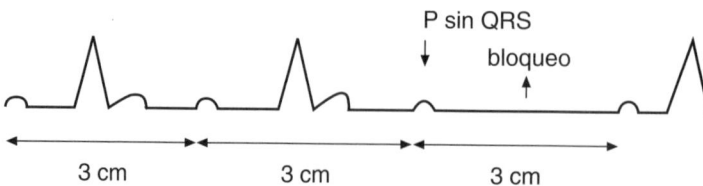

P sin QRS
bloqueo

3 cm   3 cm   3 cm

*b.*2) *Mobitz II:* los PQ son largos y, súbitamente, una P no conduce a los ventrículos.

Puede existir más de una contracción auricular sin respuesta ventricular.

Ejemplos:

Bloqueo 2:1 (cada dos estimulaciones auriculares se transmite a los ventrículos): 1 P – pausa (bloqueo) – 1 P – 1 QRS.

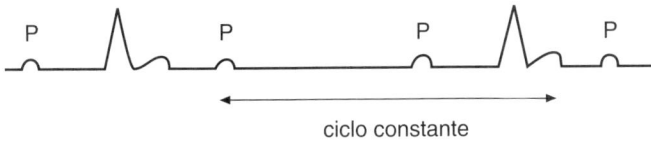

ciclo constante

Bloqueo 4:1 (cada 4 estimulaciones auriculares se transmite al ventrículo): 1 P – pausa – 1 P – pausa – 1 P – pausa – 1 P – 1 QRS.

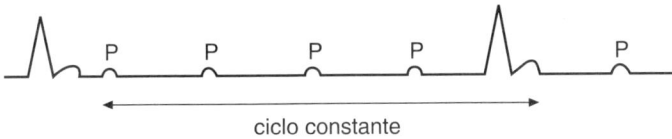

ciclo constante

c) De *tercer grado.* La conducción a los ventrículos no se produce (0,45 seg o más), lo que provoca una *parada cardíaca* por falta de contracción ventricular.

En condiciones normales se evita la parada al aparecer un ritmo de escape, dando una *disociación completa entre las contracciones auriculares y ventriculares* (PP regulares y RR regulares, sin guardar relación entre sí).

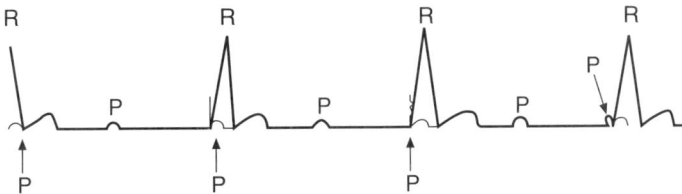

Tratamiento. Si precisa, se trata con marcapasos o atropina.

VENTRICULAR

Se diagnostica por:

a) *Ensanchamiento del QRS*. Al bloquearse la transmisión de la rama, se conduce por las propias células miocárdicas (lentas), por tanto, el tiempo que tarda el impulso en alcanzar todo el músculo es superior:

Bloqueo incompleto. El ensanchamiento es de **0,1-0,12 seg**.

Bloqueo completo. El ensanchamiento es **superior a 0,12 seg**.

b) *Ondas T invertidas*. Al enlentecerse la despolarización, la repolarización se inicia desde el mismo sitio donde se inició la despolarización.

c) *Voltaje aumentado*. Se conduce de una zona ventricular a otra, con lo que no existen vectores opuestos y el vector de sumación es mayor.

Clasificación (pueden aparecer combinadas):

a) *Bloqueo de rama derecha*. El ventrículo derecho se tiene que despolarizar a partir de la rama izquierda: QRS ancho y eje desviado a la derecha.

Parece un E.S. ventricular izquierdo
(se conduce de izquierda a derecha).
La melladura se debe a que se capta
un vector por ventrículo y est·n
desfasados en el tiempo.

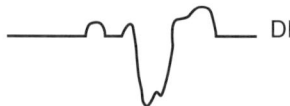

DI

b) *Bloqueo de rama izquierda*. El ventrículo izquierdo se despolariza a partir de la rama derecha: QRS ancho y eje desviado a la izquierda.

Parece un E.S. ventricular derecho.

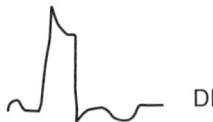

DI

c) *Hemibloqueo anterior*. La zona anterior se despolariza después que la posterior: eje desviado a la izquierda y hacia abajo.

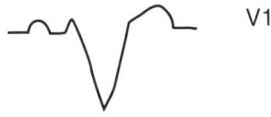

V1

d) *Hemibloqueo posterior.* La zona posterior se despolariza después que la anterior: eje desviado a la derecha.

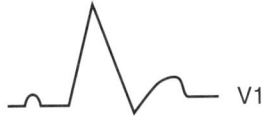

V1

Tratamiento. Atropina o marcapasos.

E. ISQUEMIA MIOCÁRDICA

Las células miocárdicas, como el resto de células corporales, necesitan del suministro de oxígeno para sobrevivir y funcionar correctamente.

Las arterias encargadas de aportar el O_2 al corazón son las *coronarias,* que tienen su origen en la zona proximal de la arteria aorta.

Penetran *en la estructura miocárdica*, lo que hace que no se puedan llenar de sangre ante la sístole cardíaca, como el resto de arterias: *durante la contracción cardíaca, el músculo las comprime cerrando su luz, por lo que sólo se pueden llenar* durante la relajación, *tomando la sangre remanente de la aorta (de ahí la importancia de mantener una presión arterial diastólica en unos límites no excesivamente altos).*

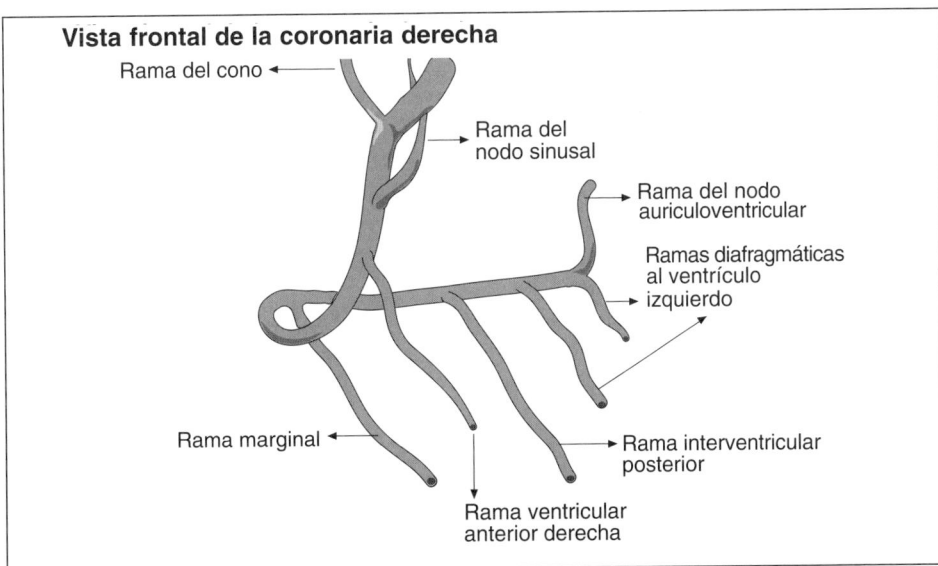

Vista frontal de la coronaria derecha

Rama del cono

Rama del nodo sinusal

Rama del nodo auriculoventricular

Ramas diafragmáticas al ventrículo izquierdo

Rama marginal

Rama interventricular posterior

Rama ventricular anterior derecha

Vista frontal de la coronaria izquierda

Circunfleja

Rama auricular izquierda

Rama postero-lateral posterior

Marginal

Primera diagonal

Primera septal

Segunda diagonal

Rama nodo auriculoventricular

Rama postero-lateral anterior

Ramas diafragmáticas

Rama interventricular posterior

Segunda septal

Tercera diagonal

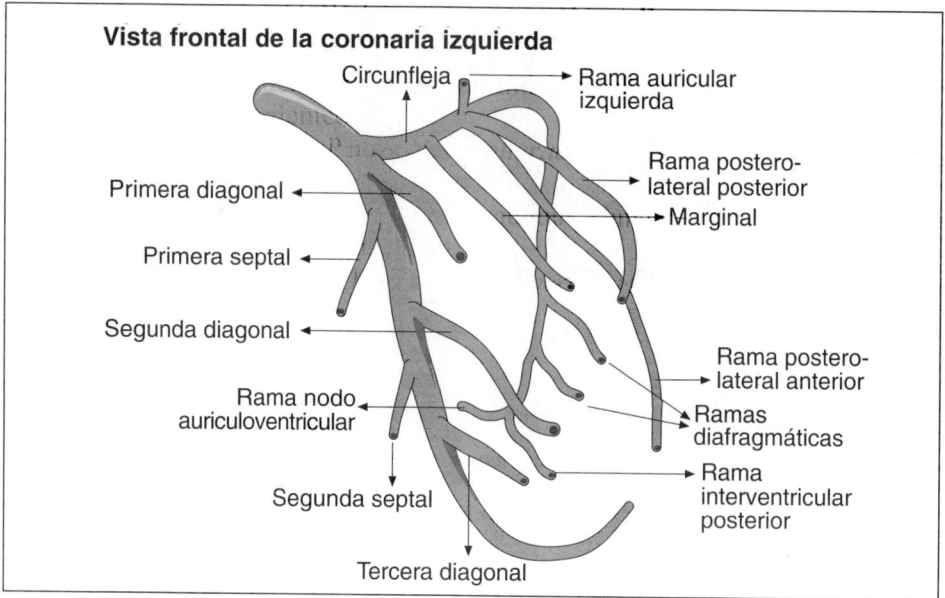

Cualquier célula corporal consume una determinada parte del O_2 que le llega de las arterias, haciendo que sus venas mantengan una pequeña cantidad del mismo.

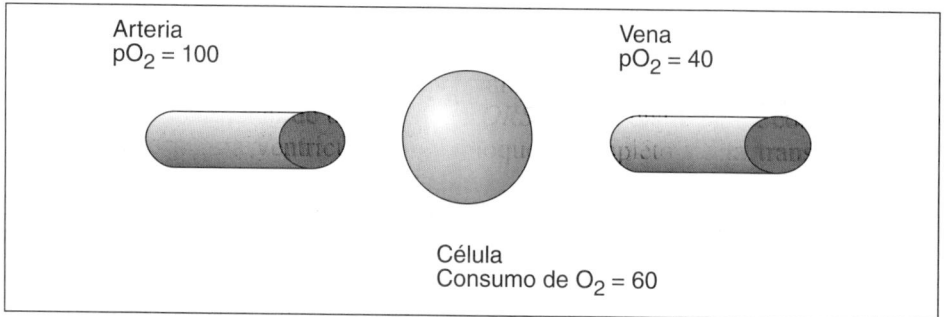

Arteria
$pO_2 = 100$

Vena
$pO_2 = 40$

Célula
Consumo de $O_2 = 60$

Sin embargo, *el corazón consume prácticamente todo el O_2 que recibe en sus coronarias*. Por tanto, cuando el corazón necesita consumir más O_2, por ejemplo durante el ejercicio, tiene que *aumentar su aporte* (*aumentar la cantidad de sangre* que llega a las coronarias).

Esto lo puede conseguir de tres maneras:

1. *Aumentando su contracción* elevaría el volumen de sangre ventricular expulsado en cada sístole.

2. *Aumentando la frecuencia cardíaca* elevaría el volumen expulsado por minuto.
3. *Abriendo las ramas coronarias* que, en reposo, suelen estar cerradas.

(Las opciones 1 y 2 conllevan un aumento de la necesidad de O_2 que, en condiciones normales, suele equilibrarse).

Cuando *el equilibrio entre la oferta y la demanda de O_2 no se consigue*, aparece la *isquemia miocárdica* (deficiencia local de sangre por bloqueo de la irrigación arterial de una zona determinada).

Si el problema que origina la isquemia no se elimina, el tejido morirá *(infarto)* y *el músculo se contraerá anómalamente*.

Causas del infarto:

a) Placa de ateroma (grasa) rota que provoca la creación de un agregado de plaquetas, con el que se bloquea la luz del vaso.
b) Estenosis (estrechez) importante a la que se añade hipotensión severa, espasmo (constricción súbita), taquicardia o cualquier otra causa que produzca un aumento de las necesidades de O_2.
c) Arteritis (inflamación arterial).
d) Espasmo.
e) Aneurisma disecante de aorta (hemorragia dentro de la pared del vaso, que separa sus capas).
f) Enfermedades que engrosan las arterias (por ejemplo, calcificación).
g) Embolismo (bloqueo de la luz del vaso por un coágulo o tapón).
h) Anomalía congénita de la arteria.
i) Trauma cardíaco.
j) Descenso del flujo sanguíneo.
k) Aumento excesivo de la demanda de O_2.

Zonas de la estructura miocárdica donde se puede producir una isquemia

a) En la zona *subendocárdica* (entre el endocardio eléctrico y el endocardio).
b) En la zona *subepicárdica* (entre el endocardio eléctrico y el epicardio).

(Si se ocasionara en toda la pared miocárdica, se denominaría *Transmural*.)

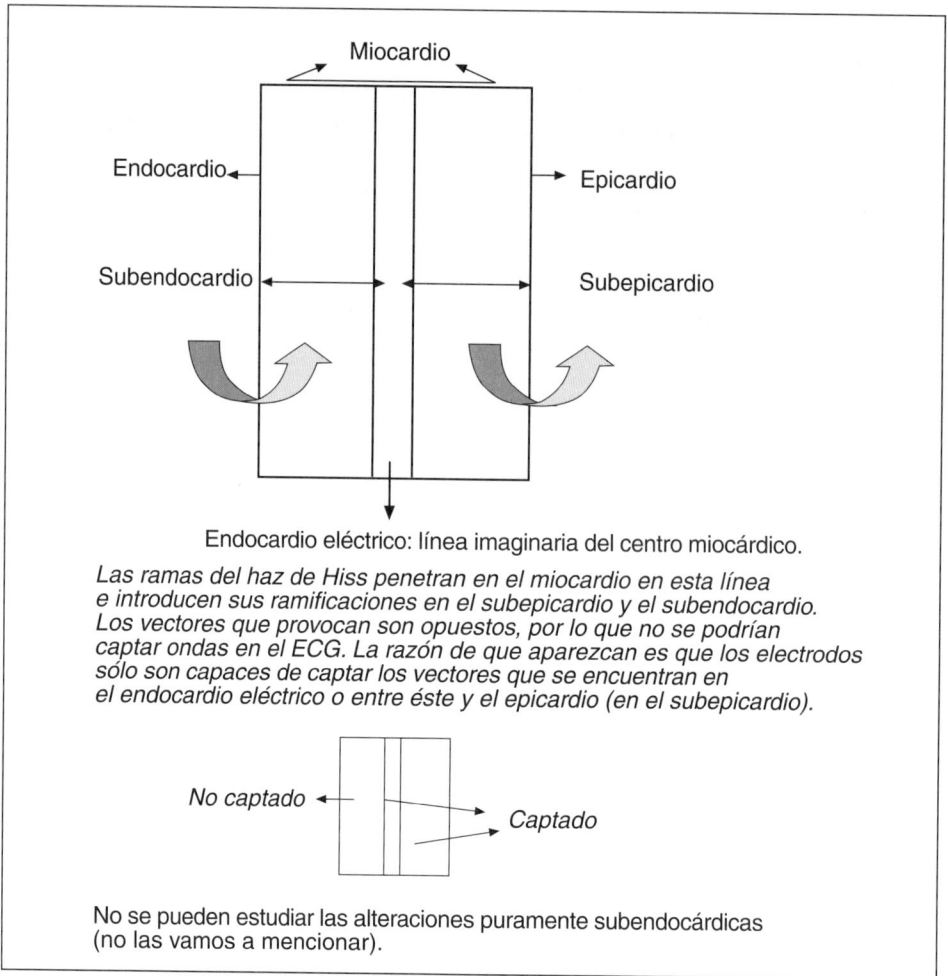

Miocardio

Endocardio

Epicardio

Subendocardio

Subepicardio

Endocardio eléctrico: línea imaginaria del centro miocárdico.

Las ramas del haz de Hiss penetran en el miocardio en esta línea e introducen sus ramificaciones en el subepicardio y el subendocardio. Los vectores que provocan son opuestos, por lo que no se podrían captar ondas en el ECG. La razón de que aparezcan es que los electrodos sólo son capaces de captar los vectores que se encuentran en el endocardio eléctrico o entre éste y el epicardio (en el subepicardio).

No captado

Captado

No se pueden estudiar las alteraciones puramente subendocárdicas (no las vamos a mencionar).

Fases que atraviesa la isquemia para producir un infarto

1. *Isquemia.* Es el primer momento en el que se produce la hipoxia del tejido.

Se altera la repolarización: *onda T (el vector de repolarización, en la zona afectada, es opuesto al de despolarización).*

Tipos:

a) Subendocárdica. T picuda (aumenta el voltaje).

☆ Electrodo

☆ Electrodo

SumaciÛn de
vectores: 0+ ⟶

En condiciones normales, las
repolarizaciones son opuestas y
el vector del endocardio elÈctrico
es nulo.

⟶ + ⟶

Ante una isquemia, la
corriente fluye en sentido
opuesto, provocando un
efecto sumatorio de los
vectores del endocardio
elÈctrico.

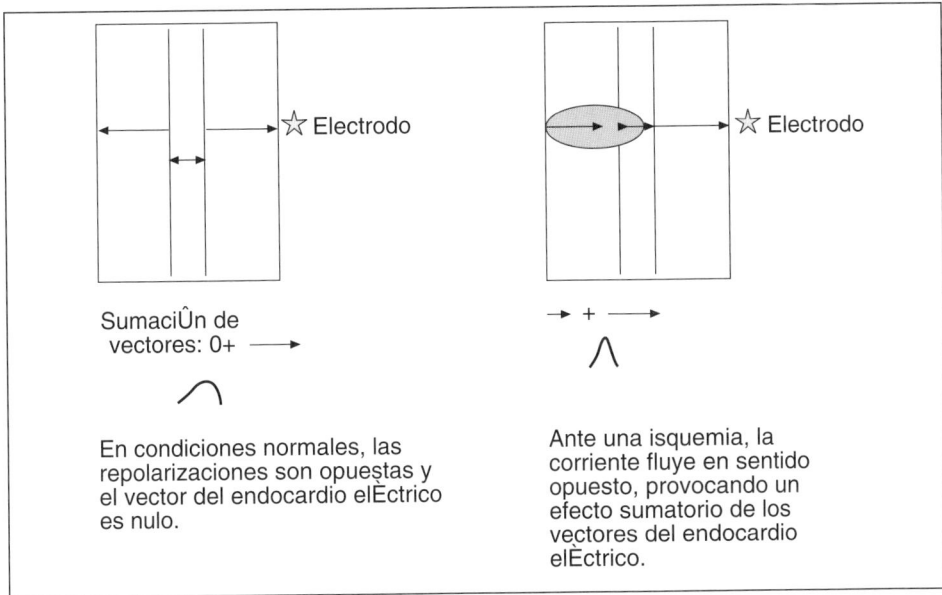

b) *Subepicárdica. T picuda invertida.*

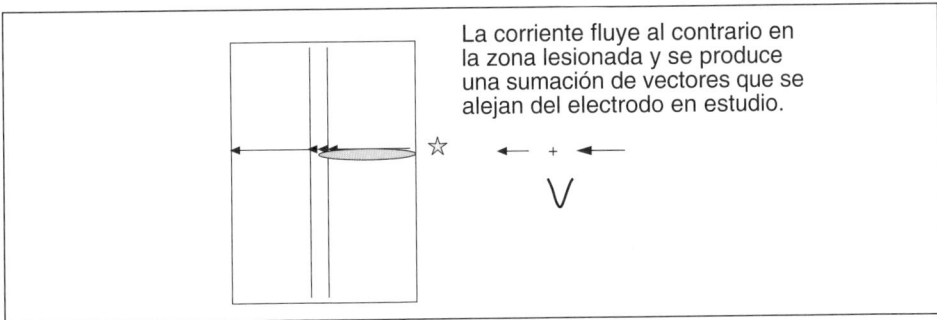

La corriente fluye al contrario en
la zona lesionada y se produce
una sumación de vectores que se
alejan del electrodo en estudio.

☆   ← + ←

V

2. *Lesión.* Si no se corrige la causa que ha provocado la isquemia, se produce la lesión del tejido.

*Las células lesionadas mantienen una hiperpolarización exagerada (tam-
bién llamada despolarización) durante el período de reposo, por lo que su
potencial de membrana es más negativo que el de una célula sana. Ello hace
que entre el tejido lesionado y el sano exista una corriente representada por
un vector que se dirige hacia la zona más positiva, por tanto, hacia la zona
sana.*

Dos células normales en
período de reposo

Una célula lesionada y una
sana

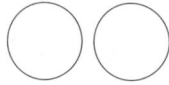

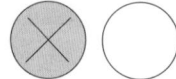

Vector: nulo

Durante los períodos PQ y TP, es decir, cuando el miocardio está polarizado, la representación electrocardiográfica normal es una línea isoeléctrica, ya que todas las células están igualmente cargadas y la corriente es nula. Ante un foco de lesión existe corriente durante este tiempo, por lo que la línea tendrá voltaje.

Normal

Lesionado   −   +   * Electrodo

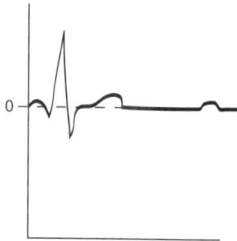

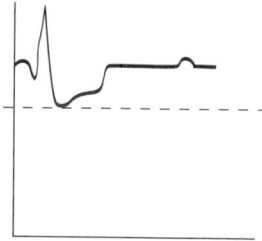

Para saber cuál es la línea isoeléctrica (0) en un electrocardiograma (el electrocardiograma no suele aparecer sobre una línea horizontal, ya que sube y baja dependiendo de la respiración), se utiliza el *punto J* (punto en el que termina el QRS y empieza el segmento ST).

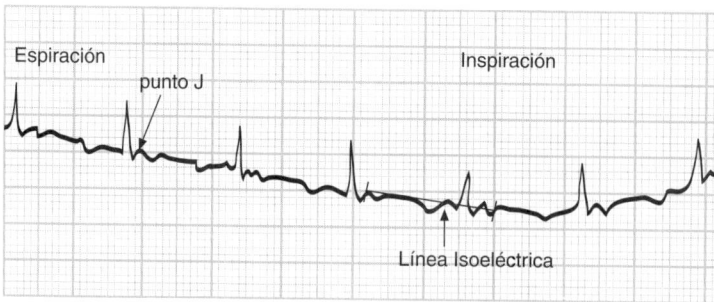

Uniendo dos puntos J, aparece una línea que es la que corresponde a la corriente nula.

Se utiliza este punto por ser el único momento en el que, verdaderamente, todas las células están cargadas igualmente (totalmente despolarizadas, positivas, no hay corriente).

Cuando existe una corriente de lesión, los intervalos PQ y ST están desviados de la línea isoeléctrica.

Sin embargo, a simple vista, parece que lo que está desviado es el ST (en realidad está en la línea isoeléctrica), por lo que técnicamente se dice que durante la lesión aparece desviación del ST.

Tipos:

a) *Subendocárdica.* ST invertido.

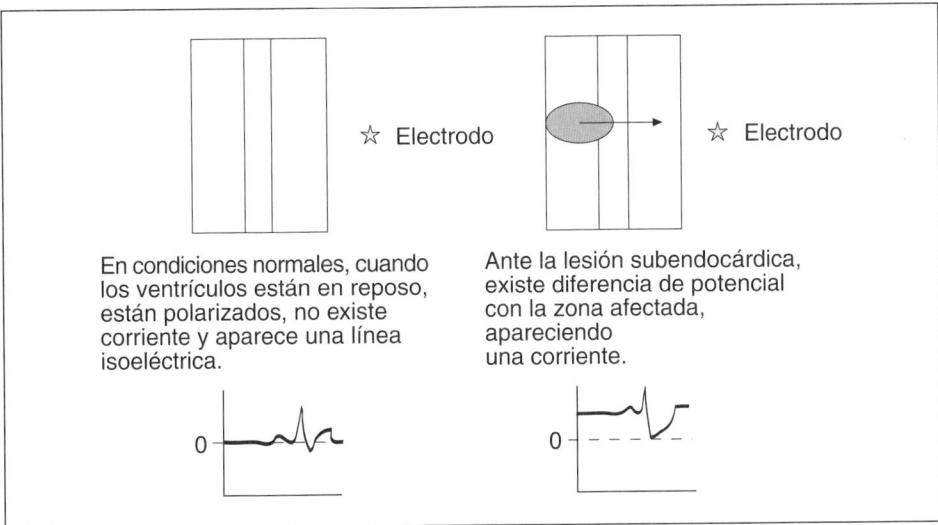

En condiciones normales, cuando los ventrículos están en reposo, están polarizados, no existe corriente y aparece una línea isoeléctrica.

Ante la lesión subendocárdica, existe diferencia de potencial con la zona afectada, apareciendo una corriente.

☆ Electrodo

☆ Electrodo

0

0

b) *Subepicárdica. ST positivo.*

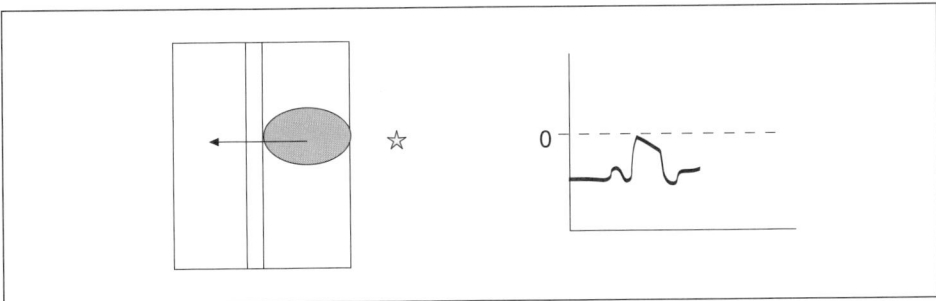

☆

0

3. *Necrosis.* Si continúa sin corregirse el desencadenante de la hipoxia, el tejido muere y *no conduce la electricidad* (no puede despolarizarse), por lo que *se altera el QRS.*

Esta fase es irreversible (de ahí la importancia de poder identificar el proceso durante las fases anteriores).

Tipos:

a) *Subendocárdico*

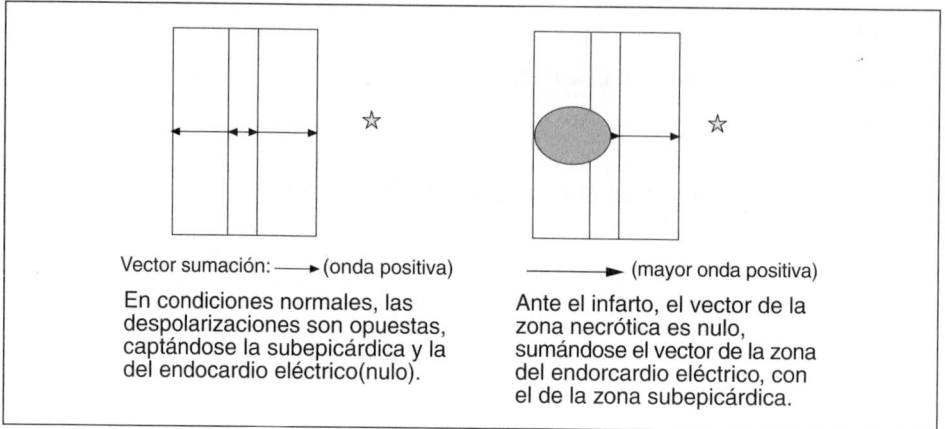

Vector sumación: ⟶ (onda positiva)

En condiciones normales, las despolarizaciones son opuestas, captándose la subepicárdica y la del endocardio eléctrico(nulo).

⟶ (mayor onda positiva)

Ante el infarto, el vector de la zona necrótica es nulo, sumándose el vector de la zona del endorcardio eléctrico, con el de la zona subepicárdica.

b) *Subepicárdico*

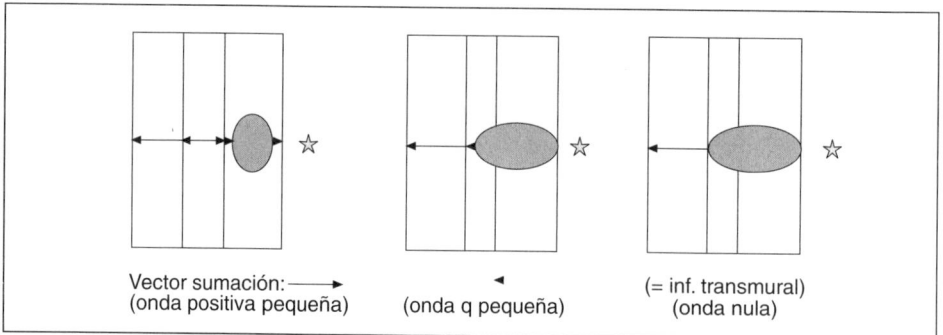

Vector sumación: ⟶
(onda positiva pequeña)

◄
(onda q pequeña)

(= inf. transmural)
(onda nula)

Los vectores cardíacos huyen de la zona necrótica y el eje cardíaco se desvía hacia la zona sana.

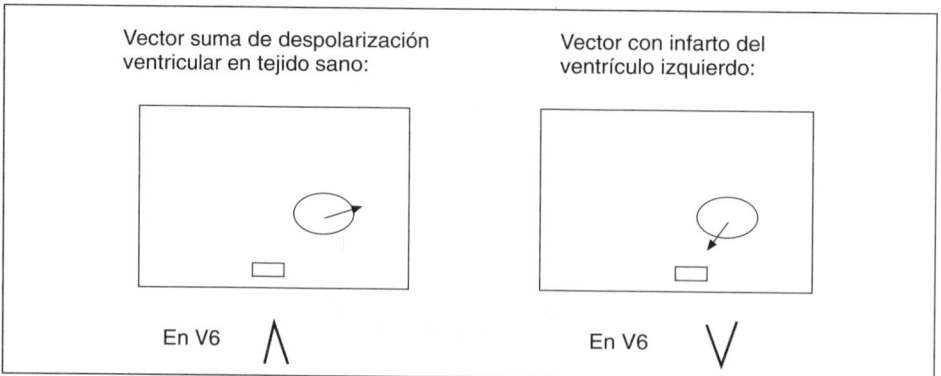

Vector suma de despolarización ventricular en tejido sano:

Vector con infarto del ventrículo izquierdo:

En V6   ⋀

En V6   ⋁

Se diagnostica por *onda Q patológica (dura al menos 0,04 seg y tiene un voltaje superior al 25 % de la onda R)*.

A mayor tejido necrosado, mayor Q y menor R:

a) Poco: q patológica – R.
b) Medio: Q – R.
c) Casi todo: Q – r.
d) Todo: QS.

Identificación de la zona cardíaca afectada

a) *Inferior*. Las derivaciones que mejor captan esta zona son *DII, DIII* y *aVF.*

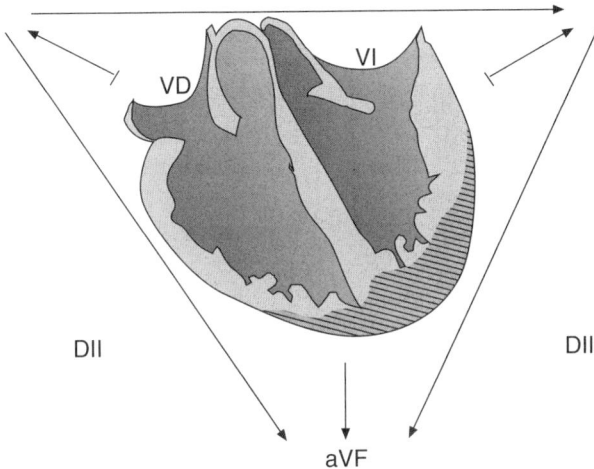

b) *Posterior.* No se pueden ver porque no entran en un conducto eléctrico, sin embargo, su vector se hace opuesto, y se suma al de su cara anterior. Se modifican las derivaciones que captan esta zona: *V1* y *V2.*

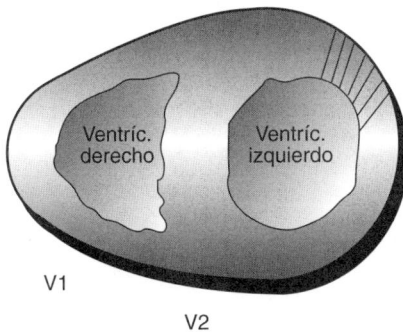

c) *Septal.* V1 y V2.

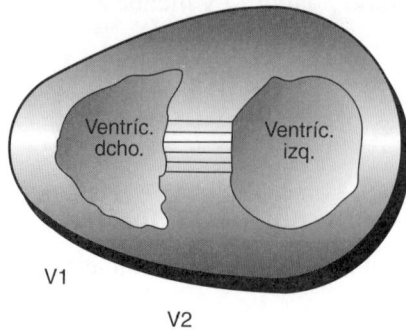

d) *Lateral alto.* DI y aVL.

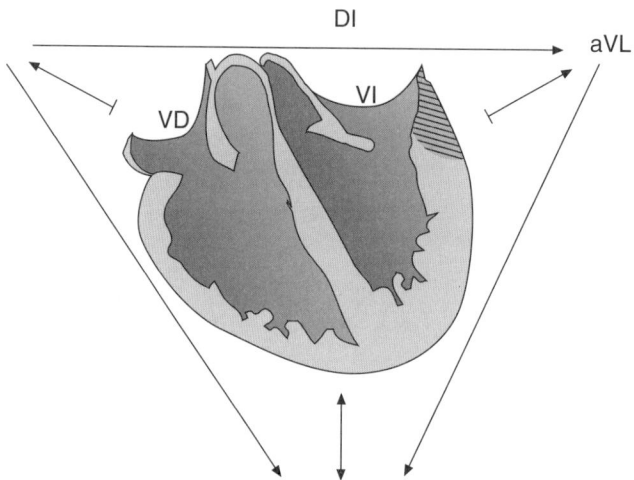

e) *Anterior estricto.* V3, V4 y V5.

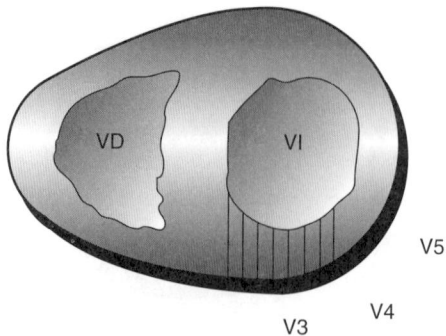

f) *Anterior extenso de* V1 a V6.

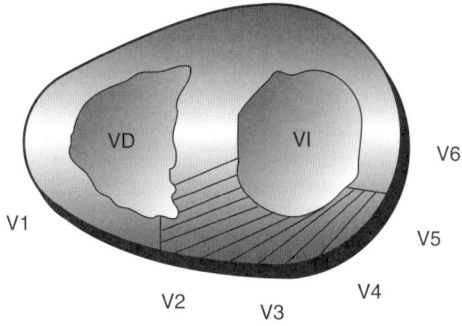

g) *Anterolateral.* V4, V5 y V6.

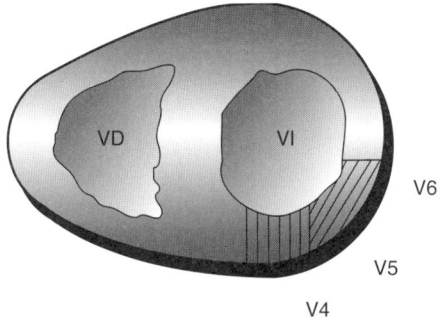

h) *Lateral.* V5 y V6.

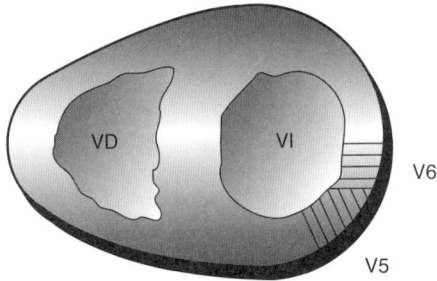

i) *Derecho.* V1, V2 y V3.

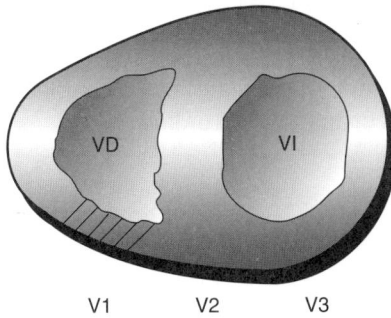

Las zonas necróticas, en el momento del infarto (infarto agudo), están rodeadas de una zona de lesión y ésta, de una de isquemia, por lo que aparecerán sus imágenes electrocardiográficas en las derivaciones que las capten.

Con el tiempo (infarto crónico), desaparecen las zonas de lesión e isquemia y permanece la de necrosis.

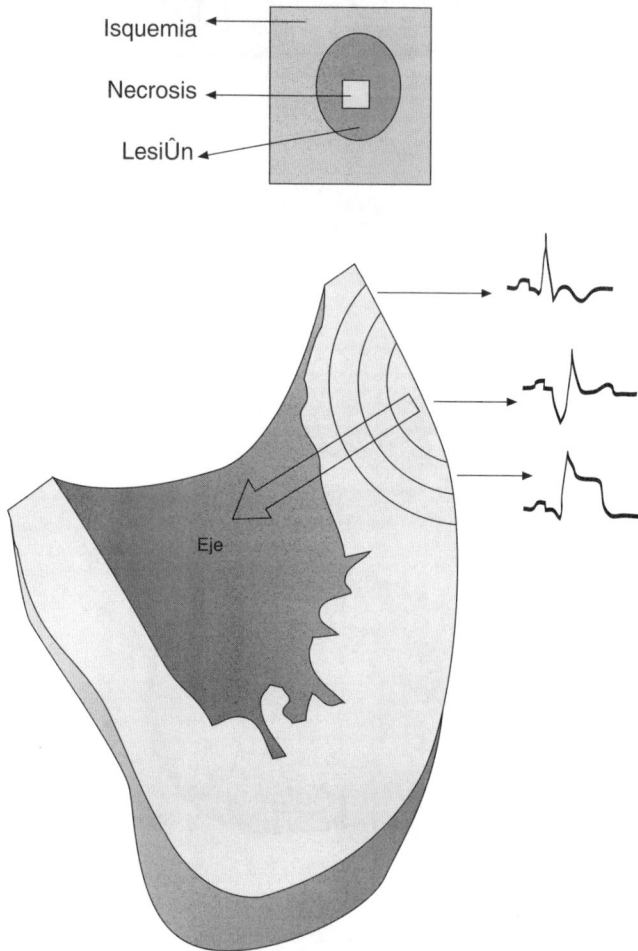

Las derivaciones en que aparezcan las alteraciones identifican el lugar afectado y, con ello, la coronaria obstruida.

Un electrodo colocado en el lado opuesto al infarto registra cambios recíprocos a los captados por el electrodo que capta la zona lesionada.

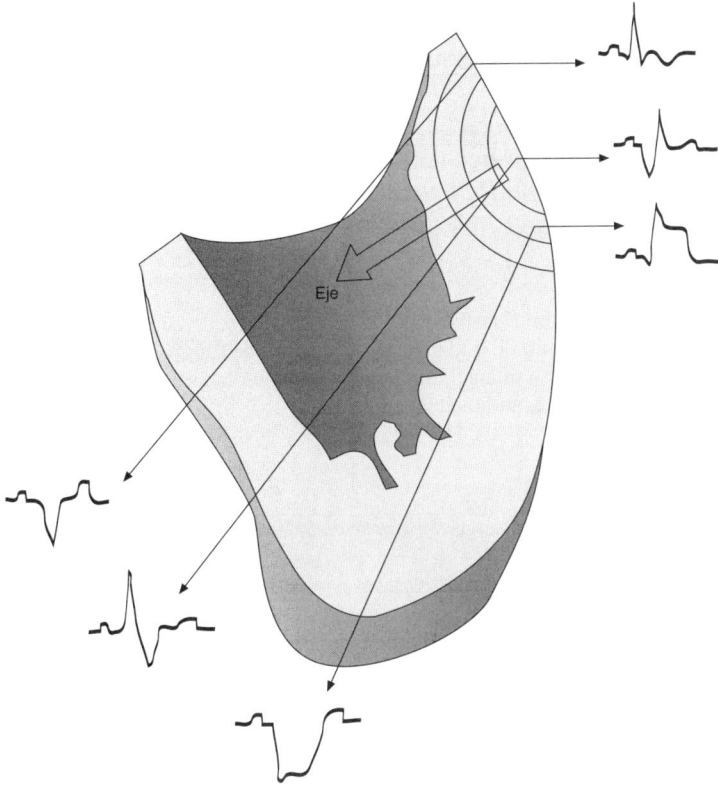

F. ALTERACIONES DEL VOLTAJE ELECTROCARDIOGRÁFICO

AUMENTO DEL VOLTAJE

Para que exista un aumento del voltaje es necesario que aumenten el número de células que forman el vector, es decir, que exista una hipertrofia.

Causas

    a) Preponderancia de la zona.
    b) Sobreestiramiento, dilatación.
    c) Sobrecarga sistólica o diastólica.
    d) Agrandamiento.

Tipos:

a. Auricular

Derecho

Se presenta cuando hay una sobrecarga de presión o de flujo en la aurícula derecha.

Al dilatarse la aurícula derecha, el *vector auricular* se hace más *derecho*, por lo que su representación gráfica tendrá una morfología diferente a la normal.

Se diagnostica por *onda P picuda* (de más de 2,5 mm de voltaje), llamada *P pulmonale.*

Causas

    a) Estenosis de la válvula tricúspide: no se permite un total vaciamiento de la sangre de la aurícula en el ventrículo, lo que genera un remanso de sangre en ella que va aumentando su presión y provoca su dilatación.
    b) Estenosis de la válvula pulmonar.
    c) Hipertensión pulmonar.
    d) *Cor pulmonale.*

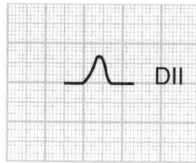

Izquierdo

Se genera por un aumento de presión en la aurícula izquierda.

El *vector auricular* se desvía a la *izquierda.*

Se diagnostica por existencia de ondas *P mitrale* en el electrocardiograma: *anchas* y *melladas* (la melladura es causada porque primero se capta el vector de la aurícula derecha y luego el de la izquierda).

Causas

    a) Estenosis mitral.
    b) Retroceso de flujo por enfermedad cardíaca reumática.

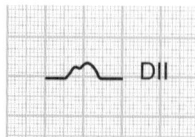

Ambas aurículas

Se diagnostica por *ondas P anchas, altas* y *melladas.*

Causas

a) Defectos valvulares múltiples.
b) Valvulopatía mitral con defecto septal intraauricular (pared interauricular que comunica ambas aurículas y, por tanto, sus flujos).

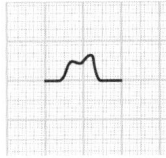

b. Ventricular

Al haber mayor masa también aumenta el tiempo que dura la corriente, por lo que aparecen complejos anchos (de durar 0,06-0,09 seg, duran 0,10-0,12 seg.).

La zona hipertrofiada hace que los vectores de la masa ventricular (4 y 5) se dirijan hacia ella, provocando una desviación del eje cardíaco hacia sí.

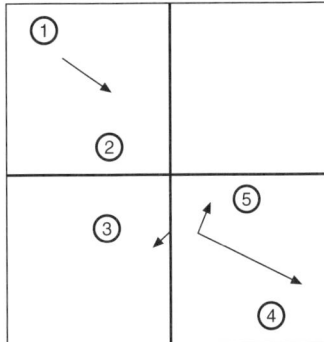

Derecho

El *eje* se desvía a la *derecha y es de mayor tamaño: R alta en V1 y V2 y S profunda en V4 y V5.* En V1 y V2 aparece una T negativa.

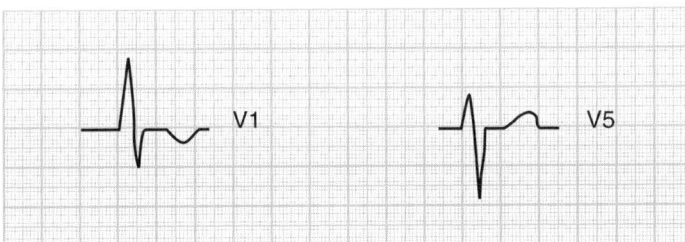

Izquierdo

El *eje* se desvía a la *izquierda y es de mayor tamaño*: *S profunda en V1 y V2 y R grande en V5 y V6*. En V6 aparece una T negativa.

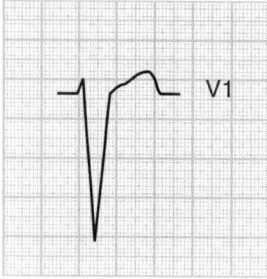

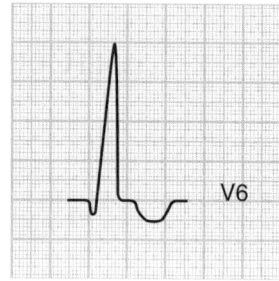

Ventricular derecho e izquierdo

El músculo que tenga una mayor hipertrofia será el que determine la morfología del electrocardiograma.

DISMINUCIÓN DEL VOLTAJE ELECTROCARDIOGRÁFICO

Causas

  a) Anomalías del miocardio: bloqueos locales, disminución de la masa muscular o pequeños infartos múltiples.
  b) Condiciones anómalas alrededor del corazón: líquido en el pericadio, derrame pleural o enfisema pulmonar.
  c) Rotación cardíaca hacia la espalda (los vectores se dirigirán hacia ella en lugar de hacia el tórax, por lo que se captarían mejor con electrodos posteriores).

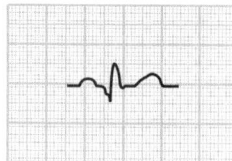

8

Casos prácticos

A. EJERCICIOS

- Nombra las ondas de los siguientes complejos:

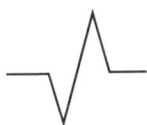

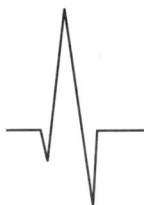

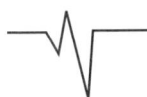

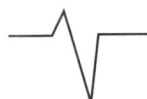

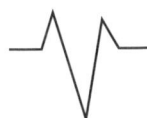

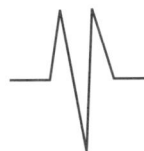

• Dibuja los complejos ventriculares de los siguientes vectores:

Derivaciones	I	II	III

• Dibuja el vector de los siguientes complejos:

Derivaciones	I	II	III

• Halla la frecuencia cardíaca:

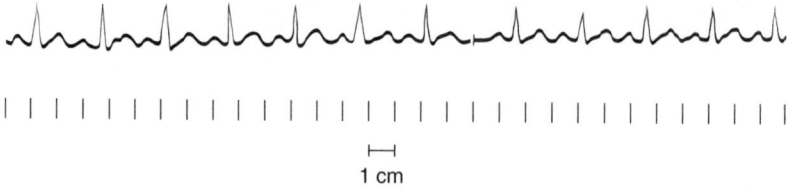

1 cm

• Identifica las siguientes situaciones:

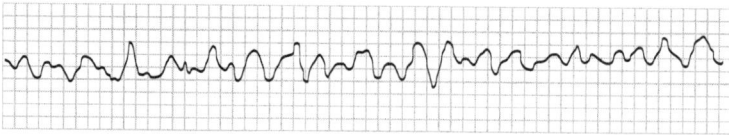

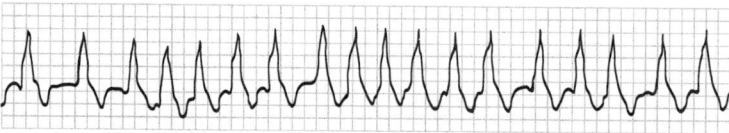

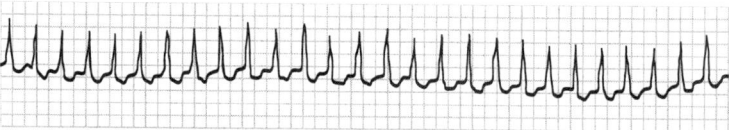

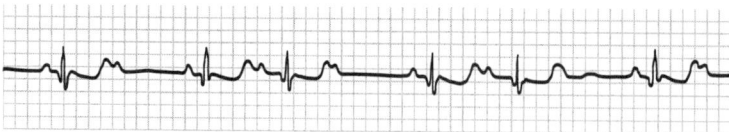

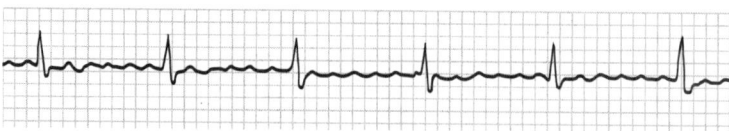

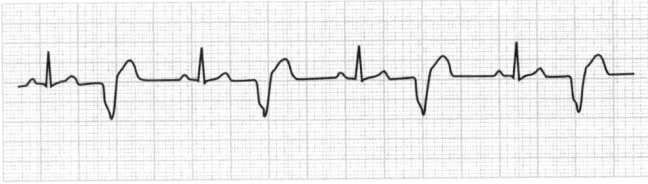

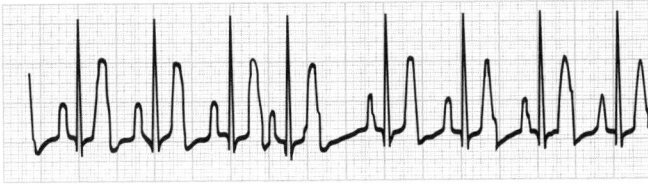

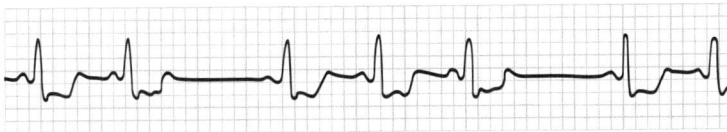

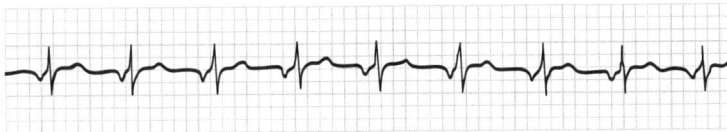

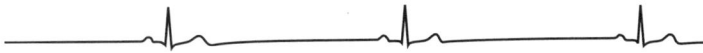

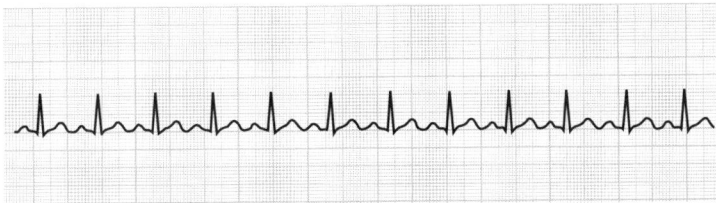

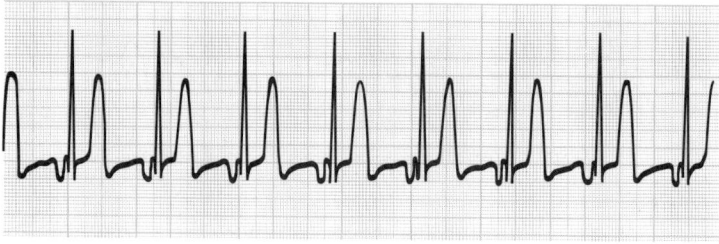

- Identifica la siguiente situación:

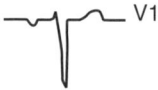

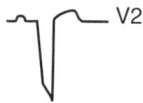

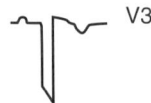

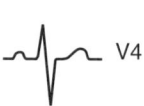

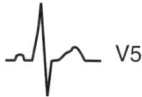

- Identifica las siguientes situaciones:

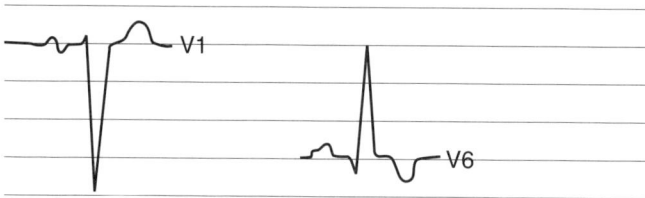

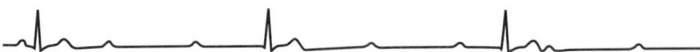

• Identifica la siguiente situación:

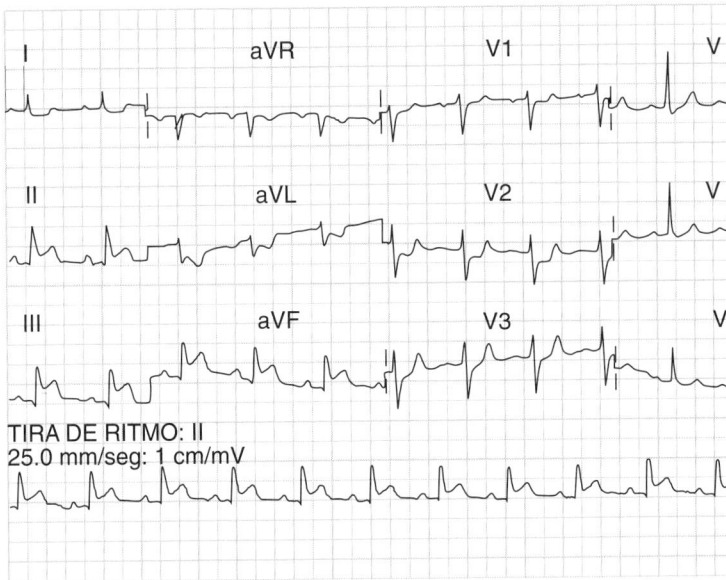

• Identifica la siguiente situación:

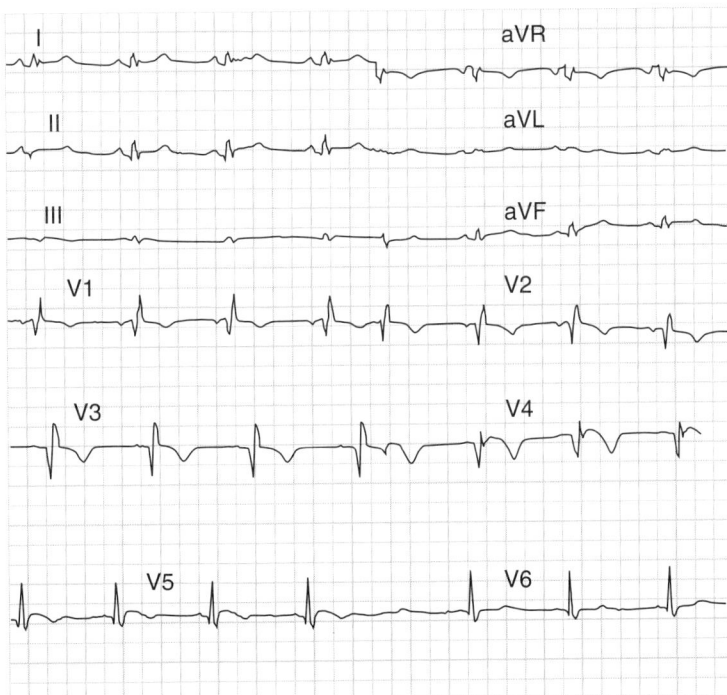

B. SOLUCIONES

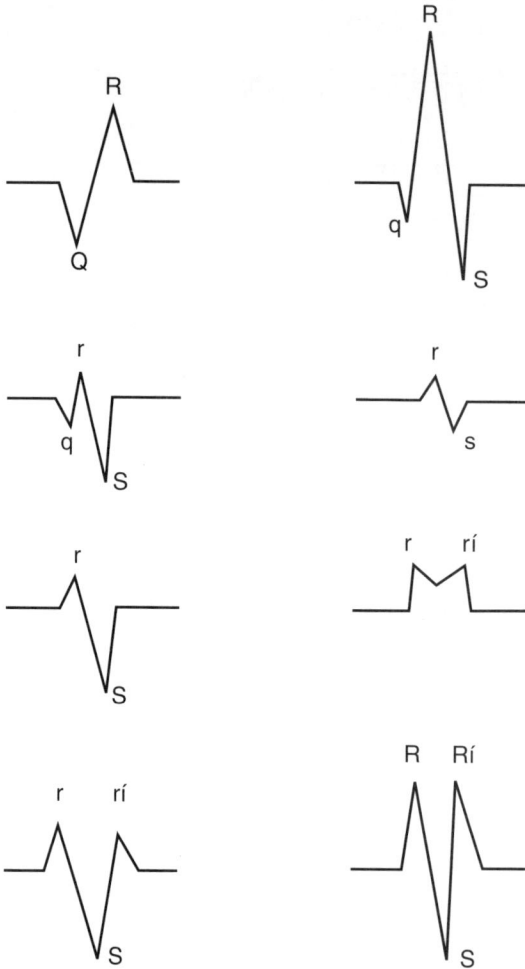

Derivaciones	I	II	III

Derivaciones	I	II	III

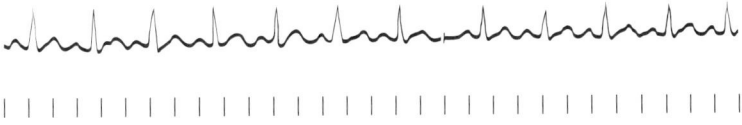

Frecuencia: 120 latidos por minuto

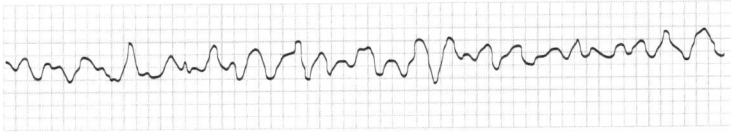

Fibrilación ventricular

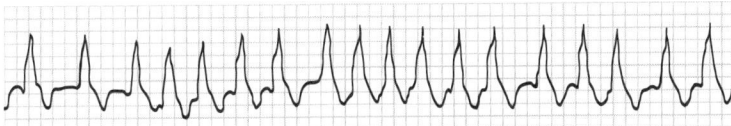

Fibrilación auricular con bloqueo de rama derecha

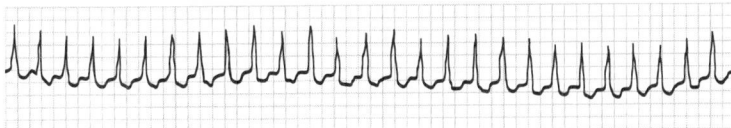

Taquicardia ventricular

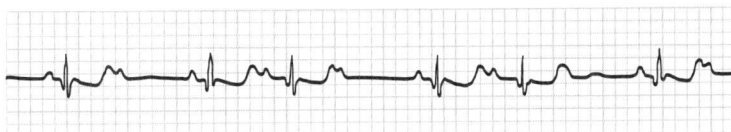

Bloqueo de Wenckebach

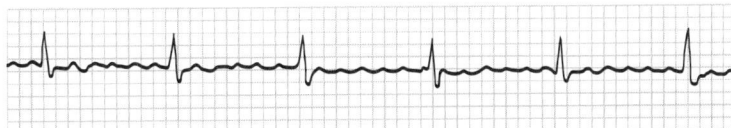

Flúter auricular

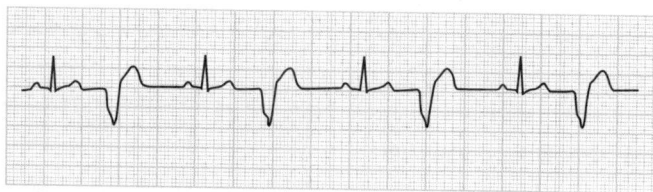

Bigeminismo

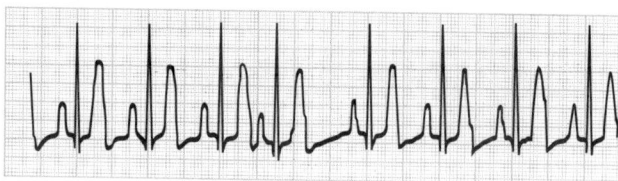

Extrasístole supraventricular

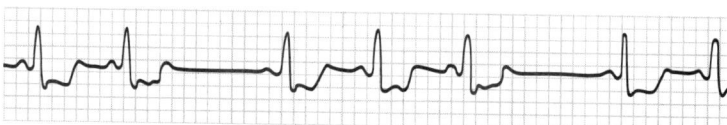

Extrasìstole auricular no conducida

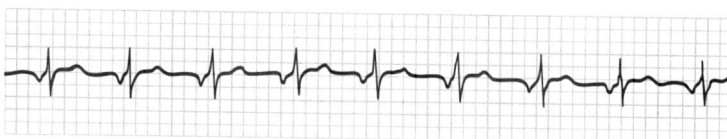

Ritmo auricular bajo

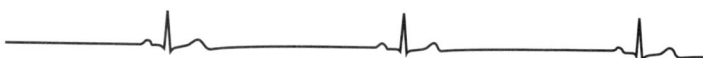

Bradicardia

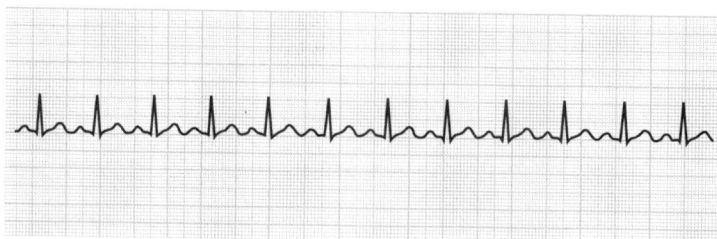

Taquicardia

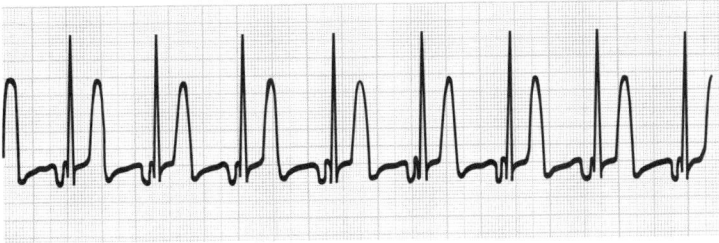

Riva

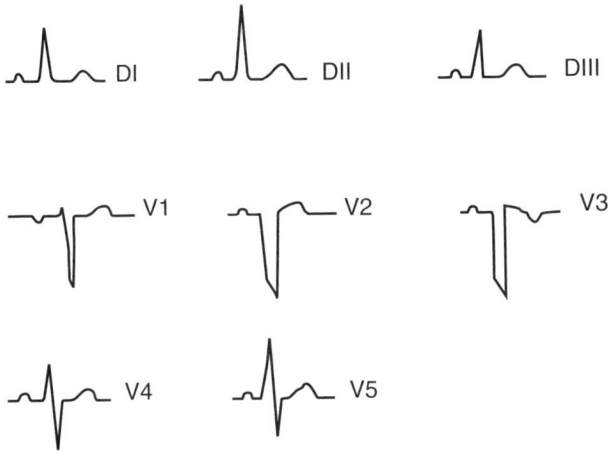

IAM anterior

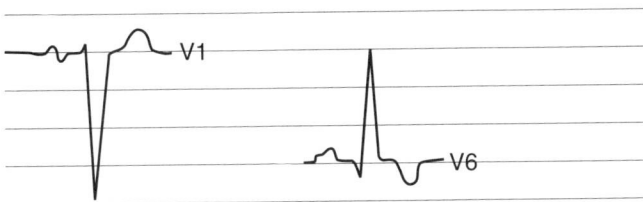

Hipertrofia auricular y ventricular izquierdas

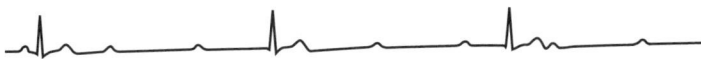

Bloqueo AV completo con ritmo de escape

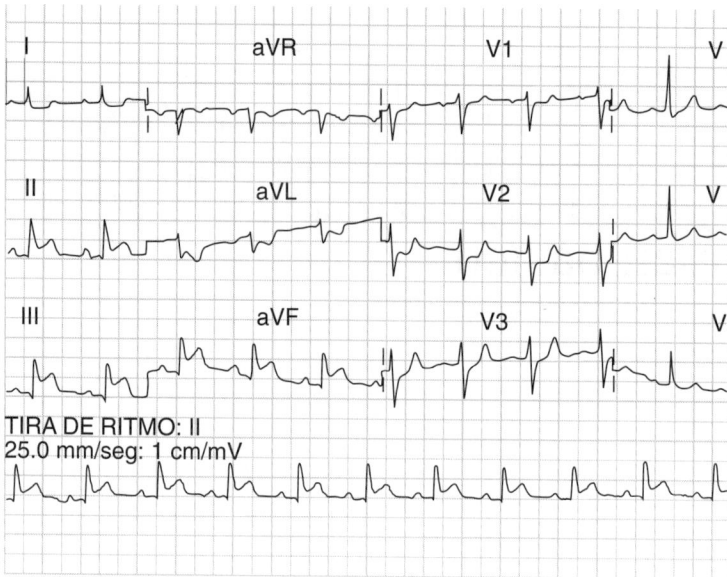

LesiÛn subepic·rdica inferior

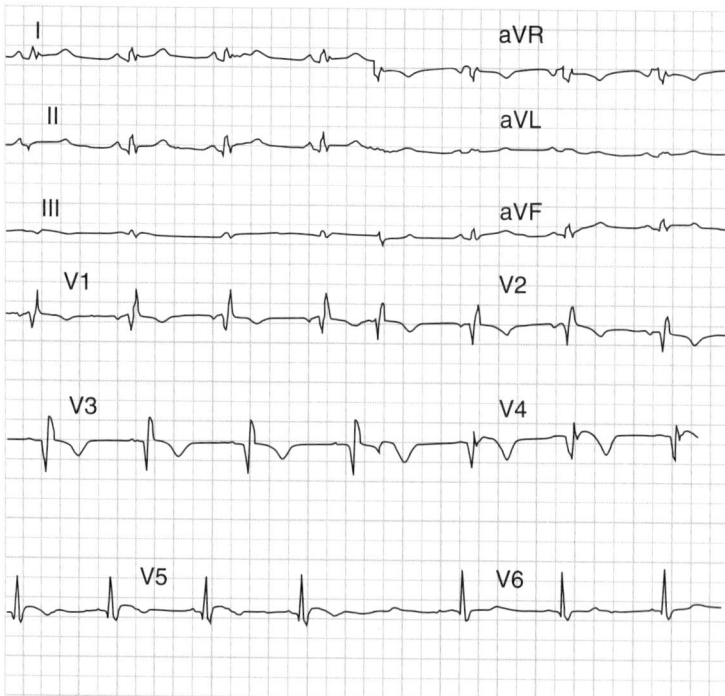

IAM con bloqueo de rama derecha

9

Resumen básico

ELECTRICIDAD CARDÍACA

Para que el músculo se contraiga es necesario que sufra una despolarización y para que se relaje debe repolarizarse.

La causa que provoca estos potenciales de acción es un impulso eléctrico autogenerado por unas células de la aurícula derecha denominadas nodo Sinusal.

El paso del impulso por el corazón se resumen en:

1. Despolarización auricular por generación de impulso eléctrico en el nodo Sinusal.
2. Bloqueo temporal del impulso por un grupo de células de la aurícula derecha, localizadas en la pared auriculoventricular (nodo AV). Esto evita que aurículas y ventrículos se contraigan al unísono, lo que provocaría un déficit del llenado ventricular.
3. Transmisión del impulso al haz de His (células especializadas en la conducción eléctrica que penetran en la pared interventricular y se dividen en dos ramas): despolarización interventricular.
4. Transmisión a las ramas del haz de His: despolarización de los ventrículos.
5. Transmisión a las terminaciones del haz de His: despolarización tardía de los ventrículos.
6. Muerte del impulso eléctrico.
7. Repolarización ventricular. (La repolarización auricular no se toma en cuenta al coincidir en el tiempo con la despolarización ventricular.)
8. Pausa.

Este paso del impulso a través del corazón se representa mediante vectores. Su dirección y sentido son los de la corriente eléctrica, y su tamaño es directamente proporcional al número de células implicadas.

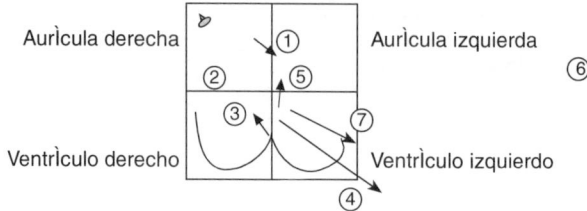

ELECTROCARDIOGRAFÍA

El electrocardiograma es el registro gráfico de las corrientes eléctricas generadas por la actividad cardíaca, pudiéndose estudiar en él el origen del impulso y la manera de transmitirse.

Para registrar la electricidad se colocan dos electrodos (A y B) conectados a un galvanómetro con papel milimetrado. A esto se lo denomina derivación.

El electrodo B, mirando hacia A, capta la electricidad que en ese momento aparezca en el corazón.

a) Si no hay electricidad: línea horizontal.

b) Si un vector mira de frente al electrodo: onda positiva.

c) Si un vector se aleja del electrodo: onda negativa.

d) Si un vector es perpendicular a la derivación: no aparece onda o aparece una onda tanto negativa como positiva.

El tamaño de la onda es directamente proporcional al tamaño del vector y su anchura al tiempo que dura el paso eléctrico.

Para poder estudiar la corriente eléctrica correctamente, se crean 12 derivaciones:

a) Seis frontales: DI, DII, DIII, aVR, aVL y aVF.

b) Seis precordiales: V1, V2, V3, V4, V5 y V6.

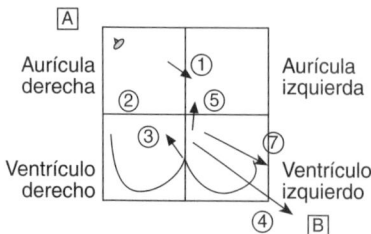

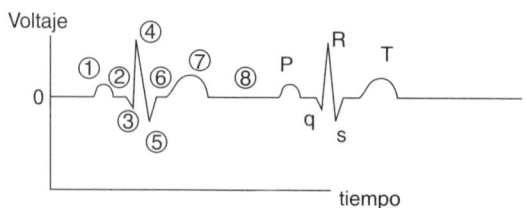

REALIZACIÓN DEL ELECTROCARDIOGRAMA

1. Se coloca al paciente en decúbito supino con tórax y miembros descubiertos.
2. Se separan los miembros del contacto con el cuerpo y con superficies metálicas.
3. Se colocan los electrodos correctamente, ya que cualquier variación generaría una derivación distinta a la supuesta y no se podría comparar con otros electrocardiogramas:

R.A. (rojo): zona distal del miembro superior derecho.
L.A. (amarillo): zona distal del miembro superior izquierdo.
L.L. (verde): zona distal del miembro inferior izquierdo.
R.L. (negro): zona distal del miembro inferior derecho.
V1: cuarto espacio intercostal derecho, junto al esternón.
V2: cuarto espacio intercostal izquierdo, junto al esternón.
V3: en medio de V2 y V4.
V4: quinto espacio intercostal izquierdo, en la línea media clavicular.
V5: quinto espacio intercostal izquierdo, en la línea axilar anterior.
V6: quinto espacio intercostal izquierdo, en la línea axilar media.

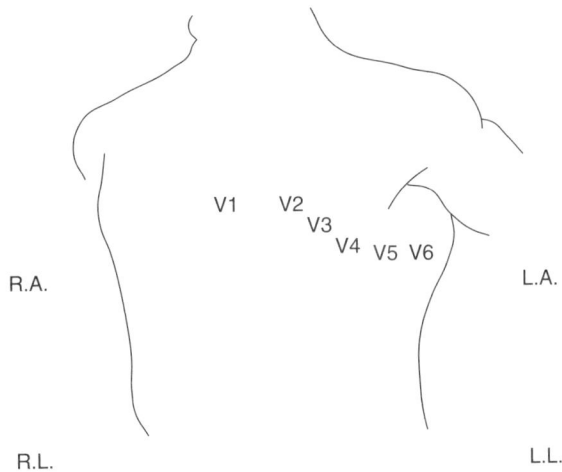

4. Se enciende el electrocardiógrafo.
5. Se fija la velocidad de inscripción (25 mm por segundo) y el voltaje (10 mm por un milivoltio).
6. Se inicia el registro con un milivoltio.
7. Se registran 5 complejos de cada derivación, salvo que el ritmo cardíaco no sea constante, en cuyo caso se registrarán 10 complejos en la derivación DII.
8. Se anota en el papel:

a) nombre del paciente
b) fecha
c) hora
d) signos y síntomas del paciente
e) correspondencia de ondas con derivaciones

PATOLOGÍAS

ARRITMIAS

a) Extrasístoles: sístoles generadas en foco ectópico (intervalo RR inferior).

Auriculares
Distinta P y ST

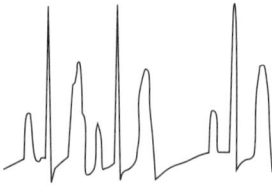

Ventriculares
Distinto QRS

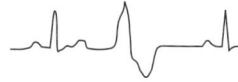

b) Flúter: un foco ectópico provoca impulsos a elevada frecuencia.

Auricular
Múltiples ondas auriculares
(bloqueo AV)

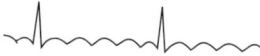

Ventricular
Múltiples ondas ventriculares

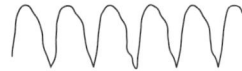

c) Fibrilación: múltiples focos ectópicos generan impulsos eléctricos (no hay contracción mecánica).

Auricular
Intervalos RR irregulares

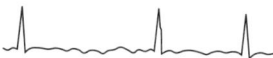

Ventricular
Parada cardíaca

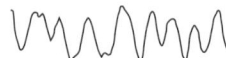

BLOQUEOS

Paso eléctrico enlentecido, aumenta su enlentecimiento progresivamente o se bloquea totalmente.

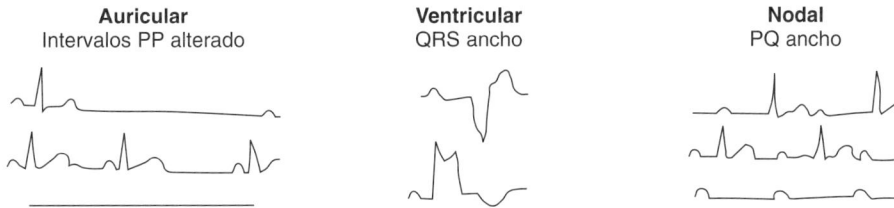

Auricular	**Ventricular**	**Nodal**
Intervalos PP alterado	QRS ancho	PQ ancho

INFARTO

Muerte del tejido. Fases:

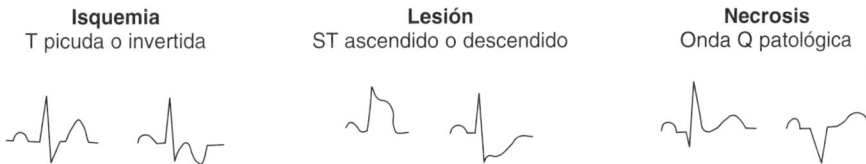

Isquemia	**Lesión**	**Necrosis**
T picuda o invertida	ST ascendido o descendido	Onda Q patológica

Bibliografía

Añez, F.: *Manual de procedimientos de enfermería.* Hospital General Universitario «Gregorio Marañón», 1995.

Canobbio, M.: *Trastornos cardiovasculares.* Serie Mosby de Enfermería clínica. Barcelona: Doyma, 1993.

Dorland: *Diccionario de ciencias médicas.* Buenos Aires: El Ateneo, 1987.

Etaya, A.: *X curso de cuidados intensivos cardiológicos para ATS y DUE.* Comunidad de Madrid, 1991.

Guyton, A.: *Tratado de fisiología médica.* Madrid: McGraw-Hill/Interamericana, 1989.

Hampton, J.: *El electrocardiograma en la práctica clínica.* Madrid: Churchill Livingstone, 1992.

Harrison: *Principios de medicina interna.* Madrid: McGraw-Hill/Interamericana.

Netter, F.: *Corazón.* Colección Ciba de Ilustraciones Médicas. Tomo 5. Barcelona: Salvat Editores, S.A., 1976.

Ortiz, M.: *XV curso de cuidados intensivos cardiológicos.* Comunidad de Madrid, 1996.

Tranchesi, J.: *Electrocardiograma normal y patológico.* La Médica, S.A. CIFI, 1981.

Warwick, W.: *Gray anatomía.* Madrid: Churchill Livingstone, 1992.